Christoph Lamp

Der makroskopische Präparierkurs der Anatomie

Christoph Lamp

Der makroskopische Präparierkurs der Anatomie

Die Bedeutung des Präparierkurses für die Vermittlung von ärztlichen Kompetenzen

Südwestdeutscher Verlag für Hochschulschriften

Impressum/Imprint (nur für Deutschland/only for Germany)
Bibliografische Information der Deutschen Nationalbibliothek: Die Deutsche Nationalbibliothek verzeichnet diese Publikation in der Deutschen Nationalbibliografie; detaillierte bibliografische Daten sind im Internet über http://dnb.d-nb.de abrufbar.
Alle in diesem Buch genannten Marken und Produktnamen unterliegen warenzeichen-, marken- oder patentrechtlichem Schutz bzw. sind Warenzeichen oder eingetragene Warenzeichen der jeweiligen Inhaber. Die Wiedergabe von Marken, Produktnamen, Gebrauchsnamen, Handelsnamen, Warenbezeichnungen u.s.w. in diesem Werk berechtigt auch ohne besondere Kennzeichnung nicht zu der Annahme, dass solche Namen im Sinne der Warenzeichen- und Markenschutzgesetzgebung als frei zu betrachten wären und daher von jedermann benutzt werden dürften.

Verlag: Südwestdeutscher Verlag für Hochschulschriften GmbH & Co. KG
Dudweiler Landstr. 99, 66123 Saarbrücken, Deutschland
Telefon +49 681 37 20 271-1, Telefax +49 681 37 20 271-0
Email: info@svh-verlag.de

Zugl.: Ulm, Universität, Diss., 2010

Herstellung in Deutschland:
Schaltungsdienst Lange o.H.G., Berlin
Books on Demand GmbH, Norderstedt
Reha GmbH, Saarbrücken
Amazon Distribution GmbH, Leipzig
ISBN: 978-3-8381-1490-3

Imprint (only for USA, GB)
Bibliographic information published by the Deutsche Nationalbibliothek: The Deutsche Nationalbibliothek lists this publication in the Deutsche Nationalbibliografie; detailed bibliographic data are available in the Internet at http://dnb.d-nb.de.
Any brand names and product names mentioned in this book are subject to trademark, brand or patent protection and are trademarks or registered trademarks of their respective holders. The use of brand names, product names, common names, trade names, product descriptions etc. even without a particular marking in this works is in no way to be construed to mean that such names may be regarded as unrestricted in respect of trademark and brand protection legislation and could thus be used by anyone.

Publisher: Südwestdeutscher Verlag für Hochschulschriften GmbH & Co. KG
Dudweiler Landstr. 99, 66123 Saarbrücken, Germany
Phone +49 681 37 20 271-1, Fax +49 681 37 20 271-0
Email: info@svh-verlag.de

Printed in the U.S.A.
Printed in the U.K. by (see last page)
ISBN: 978-3-8381-1490-3

Copyright © 2011 by the author and Südwestdeutscher Verlag für Hochschulschriften GmbH & Co. KG and licensors
All rights reserved. Saarbrücken 2011

Inhaltsverzeichnis

Inhaltsverzeichnis... I

Abkürzungsverzeichnis III

1 Einleitung 1

   1.1   Der Präparierkurs 2

   1.2   Historische Entwicklung..3

   1.3   Die aktuelle Situation anatomischer Forschung und Lehre 6

   1.4   Nationale und internationale Literatur zum Thema 11

   1.5   Die psychologische Komponente des Kurses 13

   1.6   Professionalität im Kontext des Kurses 16

   1.7   Fragestellung..20

2 Material und Methoden 21

   2.1   Rekrutierung der Stichprobe...22

   2.2   Der eigene Fragebogen 22

   2.3   Die standardisierten Instrumente und das Lernstilinventar 23

   2.4   Statistische Verfahren 25

   2.5   Faktoren- und Subgruppenbildung 27

3 Ergebnisse 29

   3.1   Demographische Ergebnisse..29

   3.2   Standardisierte Instrumente und Lernstilinventar..................................32

   3.4   Ranking...38

   3.5   Faktor „Bedeutung des PK"...39

   3.6   Ergebnisse der Hypothesen..44

   3.7   Subgruppenbildung und -analyse 59

4 Diskussion..72

   4.1   Rücklauf, Methodik und demographische Daten 72

   4.2   Standardisierte Instrumente und Lernstilinventar..................................75

   4.3   Die Bedeutung des PK..78

   4.4   Ärztliche Professionalität...84

   4.5   Die psychische Komponente des Kurses 89

5   Schlussfolgerung und Ausblick 98

6   Zusammenfassung 101

7   Literaturverzeichnis 103

Anhang: 113

Abkürzungsverzeichnis

Abb.	Abbildung
Afz.	Abfragezeitpunkt
AiP	Arzt im Praktikum
BSI	Brief Symptom Inventory (Belastungsfragebogen)
bzgl.	bezüglich
df	Deegres of freedom (Freiheitsgrade)
FBM	Fragebogen der Makroanatomie
FSJ	Freiwilliges Soziales Jahr
GSI	Global Severity Index (Globaler Kennwert des Belastungsfragebogen)
n. Chr.	nach Christus
Neo-FFI	Neo-Fünf-Faktoren Inventar (Persönlichkeitsfragebogen)
o.ä.	oder ähnliches
p	p-Wert, Irrtumswahrscheinlichkeit
*	$p \leq 0{,}05$
**	$p \leq 0{,}01$
***	$p \leq 0{,}001$
PK	Präparierkurs
PSDI	Positive Symptom Distress Index (Globaler Kennwert, Belastungsfragebogen)
PST	Positive Symptom Total (Globaler Kennwert, Belastungsfragebogen)
S.	Seite
SPSS	Statistisches Datenanalyseprogramm für Windows
SVF	Stressverarbeitungsfragebogen
Tab.	Tabelle
v. Chr.	vor Christus
±	Standardabweichung

In nachfolgender Arbeit wurde aus Gründen der Lesbarkeit neben der männlichen auf die zusätzliche weibliche Bezeichnung verzichtet.

1 Einleitung

In der vorliegenden Arbeit wird durch eine Befragung von Studierenden der Human- und Zahnmedizin die Bedeutung des makroskopischen Präparierkurses des Institutes für Anatomie und Zellbiologie der Universität Ulm ermittelt und die aktuelle Forschung mit empirisch erhobenen Daten ergänzt.

Um ein umfassendes und in sich geschlossenes Gesamtbild der komplexen Thematik zu präsentieren, wurde folgende Gliederung gewählt: Als erstes wird der Ulmer Präparierkurs in der zur Zeit der Studie bestehenden Form kurz charakterisiert, um einen Bezugspunkt für die in den weiteren Kapiteln folgenden Ausführungen zu schaffen (1.1). Im darauf folgenden Kapitel wird die historische Entwicklung der Anatomie und insbesondere der Leicheneröffnungen bis zum gegenwärtigen Zeitpunkt vorgestellt (1.2). Da sich die Anatomie vor allem in den letzten Jahrzehnten stetig gewandelt hat, wird anschließend die aktuelle Stellung der Anatomie in der medizinischen Ausbildung skizziert (1.3), sowie auf die durch diesen Wandel bedingten Veränderungen für die anatomische Lehre und den Präparierkurs eingegangen. In Abschnitt 1.4 wird die aktuelle Diskussion um Vor- und Nachteile der Dissektion dargestellt. Dabei wird die wissenschaftliche Datenlage allgemein und speziell in Deutschland dargelegt. Des Weiteren wird umrissen, wie Medizinstudierende und Ärzte die Bedeutung des Kurses einschätzen. Da die Arbeit an Leichnamen einen Tabubruch und eine außergewöhnliche Erfahrung darstellt, beleuchtet der Abschnitt 1.5 die psychologische Komponente des Kurses. Hier werden die Auswirkungen der Leichenpräparation auf die persönliche Entwicklung der Studierenden, die Beschäftigung mit Tod, Sterben und die daraus resultierenden ambivalenten Emotionen sowie die Entwicklung einer ärztlichen, empathischen Haltung geschildert. Abschnitt 1.6 legt dar, ob bzw. welche Kompetenzen ärztlicher Professionalität neben dem anatomischen Faktenwissen im Präparierkurs vermittelt bzw. trainiert werden. Als konkreter Rahmen dafür werden hier die Leitlinien des Ulmer Ausbildungsprofils für Humanmediziner beschrieben. Die Einleitung schließt mit der Formulierung der sich aus der Literatur ergebenden Fragestellungen (1.7). Die der jeweiligen Thematik zugehörigen Hypothesen sind im Anschluss an den entsprechenden Abschnitt zu finden.

Ziel der Arbeit ist es, eine empirische Basis für curriculare Fragestellungen bzw. Entwicklungsprozesse hinsichtlich der makroskopischen Anatomie zu schaffen und die Frage zu beantworten, ob der Präparierkurs entweder - wie in vielen englischsprachigen Ländern - ganz abgeschafft werden sollte, ob er wie z.B. im Reformstudiengang der medizinischen Fakultät von Mannheim auf ein Minimum reduziert werden kann oder in seiner derzeitigen Form erhalten werden sollte.

Zusätzlich zur Bedeutung der Körperspender im Kurs wurde auch eruiert, ob die Studierenden der Meinung waren, dass bestimmte Kursinhalte durch Computerprogramme ergänzt oder ersetzt werden sollten, und welche Bereiche sich hierfür anbieten würden, um zu erfahren, ob bzw. wie der Kurs optimiert werden kann.

1.1 Der Präparierkurs

Das Ziel des praktischen Kursus der makroskopischen Anatomie, auch Präparierkurs (im Folgenden kurz PK) genannt, ist primär die Vermittlung von anatomischen Kenntnissen, von Präparationstechniken und von topographischen Zusammenhängen. Dies geschieht anhand des Zerlegens des menschlichen Körpers durch aktive Dissektion an Leichnamen von freiwilligen Körperspendern, die sich zu Lebzeiten dafür entschieden haben, der Wissenschaft ihren Körper zu überlassen. In Ulm erstreckt sich der Kurs über ein komplettes Wintersemester (16 Wochen) und muss zweimal pro Woche für jeweils drei Zeitstunden von den Studierenden besucht werden. Daraus ergibt sich eine Gesamtzeit von 114 Unterrichtseinheiten. Nachmittags besteht täglich die Möglichkeit des „freien Präparierens", während diesem die Teilnehmer bereits Gelerntes im Eigenstudium vertiefen können. Neben den Körperspendern stehen auch fertig präparierte Modelle (*prosections*), Kunststoffskelette, Plastikmodelle, Atlanten und Röntgenbilder zur Verfügung. Im Kurs arbeiten jeweils 10 bis 12 Studierende an einem Körperspender unter der Anleitung einer ungeprüften studentischen Hilfskraft und eines Dozenten. Kursteilnehmer sind hauptsächlich Medizinstudierende im dritten Fachsemester sowie Studierende der Zahnmedizin im vierten oder fünften Fachsemester. Gleichzeitig nehmen auch Wiederholer aus höheren Semestern am Kurs teil. Alle drei Wochen werden die erarbeiteten Lerninhalte abgefragt - in Form von drei mündlich-praktischen und zwei schriftlichen Prüfungen. Lehrinhalte der Embryologie (Entwicklungslehre) werden in den PK integriert, während die Lehrinhalte der Histologie (Gewebelehre) im zweiten Semester bereits behandelt werden und somit auch für die Prüfungen im PK vorausgesetzt werden. In Form der Integrierten Seminare mit klinischem Bezug findet ergänzend zum PK Seminarunterricht statt, der ausgewählte Inhalte des PK vertiefend behandelt. Unterstützt wird der Lernprozess außerdem durch zwei 45-minütige Vorlesungen pro Woche.

Auf freiwilliger Basis wird einer Gruppe von 25 Studierenden der Kurs „Anatomie im Bild" angeboten, in dem die Teilnehmer die Möglichkeit erhalten, die Kursinhalte anhand radiologischer Diagnostik wie Computertomographie (CT), Magnetresonanztomographie (MRT), nativer Röntgendiagnostik und Sonographie nachzuvollziehen. Nach Abschluss des Kurses findet traditionell ein

Gedenkgottesdienst zur Aussegnung der leiblichen Überreste der Körperspender statt. Dieser wird von den Kursteilnehmern organisiert und gestaltet und es nehmen die Studierenden, die Abteilungsmitarbeiter und die Angehörigen daran teil. Insgesamt ist der Kurs aufgrund der immensen Stoffmenge und der begrenzten Zeit ein sehr lernintensiver Kurs und stellt aufgrund dieser Lernbelastung für viele Studierende eine große Herausforderung dar. Ein Praktikum sieht selbstverständlich auch die praktische Tätigkeit des Studierenden im Kurs vor und stellt damit die selbstständig durchgeführte Präparation im Kurs in den Vordergrund, was zu einer zusätzlichen psychischen Belastung führen kann. Um diese aufzufangen, erhalten die Studierenden ergänzend zum Lernzielkatalog eine psychologische Vorbereitung in schriftlicher Form, die die Besonderheiten des Kurses, häufige Reaktionen und Probleme bezüglich der ungewohnten Situation sowie empfohlene Verhaltensweisen aufführt und Kontaktpersonen benennt (Institut für Anatomie und Zellbiologie der Universität Ulm, Lernzielkatalog Humanmedizin, 2009).

1.2 Historische Entwicklung

Ein Interesse der Menschheit, den Aufbau des menschlichen Körpers und seine Funktionsweise zu begreifen, bestand vermutlich bereits zu allen Zeiten. Die ersten Berichte über Leichenöffnungen mit gezielten Fragestellungen, und somit der Beginn der intellektuellen Entwicklung der Anatomie, gehen auf das fünfte Jahrhundert vor Christus zurück. Eine erste Blütezeit erlebte die Anatomie im Griechenland der Antike. Während Alcmaeon (um 500 v. Chr.) als Begründer der wissenschaftlichen Dissektion betrachtet werden kann, stammt die erste wissenschaftliche Publikation über Anatomie von Hippokrates (460-370 v. Chr.) (Malomo et al., 2006), der damit erste Schritte zu einer von Mystik und Magie befreiten medizinischen Lehre unternahm. Seine anatomischen Schriften beruhten zumeist auf Beobachtungen und Untersuchungen an Skeletten und Lebenden (Malomo et al., 2006). Obwohl Forschungs- und Lehrsektionen überwiegend an Tieren durchgeführt wurden, stellte beispielsweise die spätere Universität von Alexandria ihren Dozenten menschliche Leichname für Sektionen zur Verfügung (Amann, 1996). Die erste dokumentierte Dissektion eines menschlichen Leichnams wurde gegen 300 v. Chr. durch Herophilus von Chalcedon durchgeführt, der anhand von etwa 600 Dissektionen exekutierter Krimineller die Anatomie entscheidend voranbringen konnte (Gillespie, 1980). Dieser relativ liberale Umgang mit Leichen zu Forschungs- und Lehrzwecken fand mit dem Einzug des römischen Imperiums und der dazugehörigen Weltsicht und Religionsform ein Ende. Zauberei war verboten und wer sich mit Toten und Gräbern beschäftigte, die durch römisches Recht streng geschützt waren, machte sich zauberischer Handlungen verdächtig (Wolf-Heidegger und Cetto, 1967).

Wegweisend beeinflusst wurde die Geschichte durch das Wirken des griechischen Anatomen und Arztes Galen von Pergamon (131-192 n. Chr.), der im zweiten Jahrhundert n. Chr. die Anatomie und die ärztliche Tätigkeit nachhaltig prägte. Er veröffentlichte zahlreiche Bücher, darunter einige die sich ausschließlich mit Anatomie befassten und schuf somit die theoretische Grundlage für die nächsten 1400 Jahre ärztlichen Handelns. Von ihm stammt das Zitat: *„Hence, if anyone wishes to observe the works of nature, he should put his trust not in books on anatomy but in his own eyes and either come to me, or consult one of my associates, or alone by himself industriously practice exercises in dissection"* (Galen zitiert nach Dunn, 2003: S.442). Da Galen selbst aufgrund des geltenden römischen Rechts keine Dissektionen an menschlichen Leichnamen durchführen durfte, stammte sein anatomisches Wissen aus Untersuchungen an Schweinen und Affen. Dieses Wissen wurde, obwohl Galen eigene Dissektionen empfahl, größtenteils ungeprüft übernommen und bis ins 16. Jahrhundert waren Galens Bücher in der westlichen Welt die einzige Quelle anatomischen Wissens. In den vereinzelt durchgeführten Sektionen wurden abweichende Befunde ignoriert oder entsprechend der galenischen Lehre uminterpretiert (Dunn, 2003).

Einen radikalen Bruch und den Beginn der sog. modernen Anatomie stellen die Bücher „De Humani Corporis Fabrica" von Andreas Vesalius aus dem Jahre 1543 dar - die ersten anatomischen Textbücher, die ausschließlich auf Erkenntnissen von Dissektionen an menschlichen Leichen beruhten. Es ist Vesalius Verdienst, Galens Fehler (wie z.B. die falsche Lokalisation der Nieren, die falsche Form der Leber und die falsche Anzahl der Hirnnerven) berichtigt und die Anatomie zu einer empirischen Wissenschaft weiter entwickelt zu haben. Auch Vesalius war der Ansicht, dass anatomisches Wissen nur durch das selbstständige Präparieren erlernt werden könne, wenn ein sicheres ärztliches Handeln gewährleistet sein solle (Benini und Bonar, 1996). Gleichzeitig finden sich bei Vesalius auch allgemeine Überlegungen zu Leben, Sterben und ärztlicher Ethik. So sollten die Illustrationen seiner Bücher zur Reflexion anregen, was Dyer und Thorndike zusammenfassen als: *„It is easy to conclude (...) that anatomy was serving a humanist purpose"* (2000; S.971). In den drei Jahrhunderten nach Vesalius traten im Rahmen des Forschritts in allen ärztlichen Disziplinen und bedingt durch ein verändertes Wissenschaftsverständnis und zunehmende Forschungstätigkeit ästhetische und humanistische Aspekte beim Umgang mit Leichen in den Hintergrund und machten einer rational-objektiven und auf die praktischen und wissenschaftlichen Aspekte fokussierten Herangehensweise Platz. Da Sektionen weiterhin vielerorts verboten waren, gibt es zahlreiche Berichte über Plünderungen von frischen Gräbern durch angehende Mediziner, die vor dem Dilemma standen, dass die Gesellschaft einerseits profunde Anatomiekenntnisse von ihnen forderte, aber andererseits den Erwerb dieses Wissens durch Dissektion aus Aberglauben und Pietätsgründen ablehnte und verbieten ließ (Edwards, 1951).

Die Attraktion des Lernens an Leichen im späten 18. und frühen 19. Jahrhundert formulieren McLachlan und Patten (2006; S.244) folgendermaßen: *„In the very uncertain world of medicine (...) where no organised or rational bases for diagnosis or treatment existed, it must have been a great comfort to turn (literally) to a body of anatomical know-ledge which was regular, standardised and capable of shared and agreed observation by everyone working in the field".* Gegen Ende des 19. Jahrhunderts wurde die Verwendung von Leichen zunehmend legalisiert. Während anfangs nur Körper nach Hinrichtungen oder anonyme Leichen verwendet werden durften, wurde Mitte des vergangenen Jahrhunderts in vielen Ländern eine Rechtsgrundlage für freiwillige Körperspenden eingeführt, die vielerorts bis heute erhalten geblieben ist (Dyer und Thorndike, 2000). Die vier Jahrzehnte ab 1880 können als Blütezeit der Anatomie gelten, gekennzeichnet durch essentielle Entdeckungen in der makroskopischen Forschung und eine herausragende Bedeutung im Medizinstudium (Dyer und Thorndike, 2000).

Parallel zum technischen Fortschritt, wie z.B. der Entwicklung vergrößernder Linsensysteme, gewannen nun auch die vergleichende und mikroskopische Anatomie, die Histologie und Zytologie sowie die Embryologie zunehmend an Bedeutung. Die makroskopische Anatomie schien in ihrem Potential mehr und mehr erschöpft. Nicht zuletzt auch, weil die Möglichkeiten neuer spektakulärer makroskopischer Entdeckungen am menschlichen Körper natürlich begrenzt waren und sind. Exemplarisch sei hier die Universität Harvard erwähnt, an der sich bereits 1942 nur noch 8% der Publikationen der anatomischen Abteilung auf Themen der makroskopischen Anatomie bezogen. Bereits 1962 war es keine einzige mehr (Blake, 1980). 1994 wurde die Abteilung für Anatomie geschlossen und die Mitarbeiter wurden auf die zellbiologischen und biochemischen Institute aufgeteilt. Die anatomischen Abteilungen, die weiterhin bestehen, konnten sich zumeist in der molekularen Forschung etablieren, was sich nicht nur in Harvard beobachten ließ.

In der Lehre hingegen konnte sich der PK als Bestandteil der medizinischen Curricula etablieren und genoss bis ins späte 20. Jahrhundert eine unangefochtene Stellung in der vorklinischen Ausbildung, die allerdings zunehmend hinterfragt wird.

1.3 Die aktuelle Situation anatomischer Forschung und Lehre

Zusammenfassend haben Veränderungen in der anatomischen Forschung auch zu Konsequenzen für die Struktur anatomischer Abteilungen geführt. Dem Vorbild von Harvard folgend, haben viele Universitäten im englischsprachigen Raum ihre Anatomieabteilungen verkleinert, aufgelöst, umstrukturiert oder z.B. durch Abteilungen für Zellbiologie ersetzt. Für das Fach ist es zunehmend schwieriger geworden, geeigneten Nachwuchs zu rekrutieren (Older, 2004). Ein Grund für diese Entwicklung ist die verbreitete Meinung, dass die klassische Anatomie zum wissenschaftlichen Fortschritt und somit auch zum Forschungsetat einer Fakultät wenig beizutragen hat (Jones, 2002), weshalb Universitäten und Nachwuchswissenschaftler die prestigeträchtigere molekulare und genetische Forschung bevorzugen (Korf et al., 2008).

Auch wenn sich die Situation in Deutschland noch nicht so dramatisch darstellt wie in der angelsächsischen Welt, so sind auch hier der personelle Notstand und schlechte Zukunftsperspektiven anatomischer Abteilungen zu einem aktuellen Thema geworden. So berichten 85% der anatomischen Institute Deutschlands über Schwierigkeiten bei der Rekrutierung geeigneten wissenschaftlichen Nachwuchses, wobei eine Zuspitzung der Situation zu erwarten ist (Fischer und Pabst, 2003). Collins et al. schreiben daher bereits 1994, dass die makroskopische Anatomie ein aussterbendes akademisches Fach sei, da der PK an ihrer Fakultät nur noch als Wahlfach angeboten würde, von Fachfremden unterrichtet würde und die ursprünglichen Lehrinhalte durch forschungsrelevantere Inhalte ersetzt wurden. Ähnliches berichten Utting und Willan (1995), die daher vermuten, dass die Anatomie aus dem Kerncurriculum der Universitäten verschwinden wird und je nach Spezialisierung und Bedarf als Wahlfach, kurzes Modul und nur für bestimmte fachärztliche Ausbildungen obligat angeboten werden wird. Insbesondere in den Publikationen seit 2000 herrscht Übereinstimmung, dass sich die Anatomie im Allgemeinen und der PK im Speziellen in einer gravierenden Krise befinden (Raftery, 2007). Auch aus Deutschland gibt es Berichte über die Auffassung, dass „das Fach selbst auf all seinen Ebenen überholt sei und gründlich „entrümpelt" werden müsse, um Platz zu schaffen für die modernen molekularen Fächer" (Welsch, 2000; S.2090).

1.3.1 Die anatomische Lehre heute

Einen weiteren Aspekt stellt die anatomische Lehre dar, die ebenfalls von einer „Krise" betroffen sein soll, bzw. auch aufgrund begrenzter finanzieller Ressourcen einem Wandel unterworfen ist (Raftery, 2007). Ein exponentieller Wissenszuwachs im Fach Medizin führt zudem seit längerem zu einem „Verteilungskampf" von Lern- und Lehrzeit. Im Zuge dessen war eine drastische Reduktion an Unterrichtsstunden für die Anatomie überall auf der Welt zu beobachten (Cornwall und Stringer, 2009; Azer und Eizenberg, 2007), wobei hauptsächlich der PK und somit die Kontaktstunden mit den Körperspendern gekürzt wurden (Verhoeven et al., 2002). Nach Drake et al. (2009) nahm die Lehre der makroskopischen Anatomie noch 1909 in den USA ein Fünftel des gesamten Studiums ein, mit teilweise über 1000 Kursstunden. 1931 wurde die Anatomie immerhin noch mit durchschnittlich 560 Stunden unterrichtet (Eldred und Eldred, 1961), während die Zeit zwischen 1935 und 1980 durch pädagogischen Stillstand, schleichende Reduktion von Kursstunden und fehlende klinische Ausrichtung der Lehre gekennzeichnet war (Pawlina, 2009). Zwischen 1955 und 2009 fand sich in den USA eine Reduktion von Kursstunden um 55%, wobei allein im Zeitraum von 2002 bis 2009 eine Verringerung um 11% auf derzeit durchschnittlich 149 Stunden für die Lehre der makroskopischen Anatomie vollzogen wurde (Drake et al., 2009). Als Hauptgrund nennen Granger und Calleson (2007) den signifikanten Zuwachs an Wissen in allen Grundlagenfächern, der zusätzlich vermittelt werden muss, den Mangel an wissenschaftlichem Nachwuchs, der Anatomie unterrichten kann und will und die Popularität neuer Lehrmethoden.

In Deutschland sollte mit der Einführung der neuen Approbationsordnung im Jahre 2002 eine bessere Vernetzung von vorklinischen und klinischen Inhalten erfolgen (sog. vertikale Integration). Dieser Wunsch hatte - nicht nur in Deutschland - zur Folge, dass zusätzlich Platz für entsprechende Lehrangebote im vorklinischen Lehrplan geschaffen werden musste und zudem zunehmend klinisch tätige Mediziner und nicht Naturwissenschaftler für die Lehre benötigt wurden (Bergman et al., 2008). Da jedoch keine genauen Richtlinien zur Umsetzung vorgegeben wurden, konnten vielerorts die Curricula der Vorklinik relativ unabhängig von externen Vorgaben und ohne vorherige Untersuchungen zur Effizienz der Neuerungen verändert werden (Winkelmann, 2007), was oftmals in einer Reduktion der PK-Stunden mündete. Da der PK sehr kosten- und personalintensiv ist, lässt sich durch eine Reduktion des Kursumfangs und des Lehraufwands nicht nur, wie vorgesehen, Zeit für die vertikale Integration von Lehrinhalten einsparen, sondern nebenher auch Personal und Geld (Gillingwater, 2008).

Angesichts der beschriebenen Veränderungen sowie des zunehmenden Kosten- und Zeitdrucks wird vermehrt über alternative Lehrmethoden für die Anatomie diskutiert. Die über Jahrhunderte unbestrittene Berechtigung der Dissektion von Körperspendern als die einzige praxisnahe Möglichkeit, Anatomie zu lehren und zu lernen, gerät in Zeiten von neuen Plastinationstechniken, Computerprogrammen und der Ubiquität von Büchern, Atlanten und dem Internet zunehmend in die Diskussion (Gogalniceanu et al., 2008). Die meisten Anatomieabteilungen haben deswegen ihr Lehrangebot erweitert: In den USA z.B. unterrichten 96% der anatomischen Abteilungen mit einer Kombination aus verschiedenen Methoden (Patel und Moxham, 2008). Die verwendeten alternativen Lehrmethoden beinhalten das Arbeiten mit vorgefertigten Präparaten (McLachlan, 2004), problembasiertes Lernen (Philip et al., 2008), *peer teaching* (Bergman et al., 2008) oder teambasiertes Lernen (Vasan et al., 2008). Zur besseren Verknüpfung mit klinischen Inhalten werden außerdem radiologische Verfahren (Gunderman und Wilson, 2005), Laparoskopie sowie Anatomie am Lebenden integriert (Collins, 2009). Besonders populär sind computer- und internetgestützte Lehrmethoden (Petersson et al., 2009) und *clinical-skills*-Trainings (Dusseau et al., 2008).

Diese Methoden besitzen in Deutschland bislang meist nur additiven Charakter (Adamczyk et al., 2009), da hier der PK zumeist weiterhin fester Bestandteil der Vorklinik ist. Nur im Reformstudiengang der medizinischen Fakultät Mannheim findet derzeit kein vollständiger PK mehr statt. Stattdessen werden von Anatomen und Pathologen Demonstrationen an Leichen durchgeführt und die Studierenden präparieren innerhalb eines zwei- bis dreiwöchigen Moduls nur ausgewählte Organe oder Körperteile eines entsprechend vorpräparierten Körperspenders selbst (Medizinische Fakultät Mannheim der Universität Heidelberg, MaReCuM-Leitfaden, 2009).

In Australien ist nur in drei von 11 medizinischen Fakultäten der Besuch des PK verpflichtend. Heylings (2002) berichtet, dass 24% der Fakultäten in Großbritannien nur noch Demonstrationen an Körperspendern anbieten, ohne den Studierenden die Möglichkeit zur aktiven Dissektion zu geben. Da zudem zahlreiche Universitäten in den USA und Großbritannien überhaupt keine Körperspender mehr verwenden (Arraez-Aybar et al., 2008; Korf et al., 2008), stellt sich die Frage, wie die Zukunft des PK in Deutschland aussehen soll. Zusammenfassend bestehen die aktuellen Herausforderungen für die anatomische Lehre und den PK somit darin, in kürzerer Zeit und mit weniger Personal einer zunehmenden Anzahl an Studierenden fundierte Anatomiekenntnisse zu vermitteln, sowie klar zu definieren, wie viel Detailwissen vermittelt werden soll (Collins, 2009).

1.3.2 Die Folgen des Wandels in der Lehre

Bezüglich der Auswirkungen des reduzierten Anatomieunterrichts auf das Fachwissen der Studierenden, kommen Untersuchungen zu ähnlichen Ergebnissen. Demnach sind Studierende, Ärzte und Anatomen sich einig, dass die aktuell ausgebildeten Studierenden bzw. Ärzte über mangelhafte Anatomiekenntnisse verfügen (Dusseau et al., 2008; Fitzgerald et al., 2008). Die Mehrheit der Kliniker beobachtet, dass das studentische Anatomiewissen die für ein sicheres ärztliches Arbeiten nötige Grenze bereits unterschritten hat (Joslin, 2008). Auch aus Deutschland wird über schwere anatomische Wissensdefizite der Ärzte berichtet, verbunden mit der Forderung, den Anatomieunterricht zu intensivieren statt über weitere Kürzungen nachzudenken (Rümenapf und Jentschura, 2000). Von den Studierenden gibt ebenfalls die Mehrheit an, über ungenügende anatomische Grundlagen zu verfügen, um als Arzt kompetent handeln zu können (Bergmann et al., 2008). Über 50% der frisch approbierten Ärzte attestieren sich, unabhängig von der gewählten Spezialisierung, ein ungenügendes anatomisches Wissen, um sicher arbeiten zu können (Turney, 2007). Gerade im Vergleich zu früheren Kohorten fehlen heutigen Studierenden die anatomischen Grundlagen. An den Universitäten in New York, Hawaii, Kalifornien und Washington konnte ein Zusammenhang zwischen der Abschaffung des PK und dem schlechteren anatomischen Wissen der Studierenden gezeigt werden (Cornwall und Stringer, 2009).

1.3.3 Vor- und Nachteile der Dissektion als Lehrmethode

Einige der Kritikpunkte, die zu der in Abschnitt 1.3.1 beschriebenen Abkehr vom PK an einigen Universitäten beigetragen haben, werden im Folgenden vorgestellt. McLachlan et al. (2004) rechtfertigen die Entscheidung, bei der Gründung einer neuen medizinischen Fakultät (Peninsula Medical School, Plymouth, England) einen Anatomiekurs ohne Körperspender und Dissektion einzuführen, mit der Forderung nach einer effizienteren, billigeren und weniger zeit- und personalaufwendigen Lehrmethode. Sie argumentieren, dass sich die Möglichkeit zu *teamwork* und die Konfrontation mit Tod und Sterben auch in anderen *settings* verwirklichen lässt, und die erlernten handwerklichen Fähigkeiten nur für Studierende entscheidend sind, die später entsprechende chirurgische Tätigkeiten übernehmen wollen. McLachlan et al. argumentieren, dass Ärzte im Berufsleben der Anatomie nur in Form von radiologischem Material oder der Anatomie am Lebenden begegnen, weshalb das Lernen an Toten seiner Grundlage entbehre. Daher wird es in ihrem Curriculum durch problemorientiertes Lernen, kleine Tutorien, Anatomie am Lebenden, *virtual-reality imaging*, sowie ein *clinical-skills*-Training mit Simulatoren ersetzt. Andere erwähnen die Kosten für Ventilation, Fixierung und Lagerung der Körperspender, sowie den damit verbundenen administrativen Aufwand (Gogalniceanu et al., 2008). Bei Collins (2009) steht die Schwierigkeit, die Masse an im PK erworbenen Fakten auf praktische, klinisch relevante Probleme anzuwenden im Vordergrund der Diskussion. Diese beruhe auf fehlender interdisziplinärer bzw. klinischer Ausrichtung des PK. Das Arbeiten an Körperspendern wird zudem als klinisch wenig relevant angesehen, da sich das Körpergewebe aufgrund des Formalins in Geruch, Farbe, Oberflächenstruktur und durch die fehlende Gelenkbeweglichkeit von normalen menschlichen Körpern unterscheide (McLachlan und Patten, 2006). Es wird kritisiert, dass es den anatomischen Instituten zu wenig gelungen sei, moderne Lehrmethoden in ihr Unterrichtskonzept zu integrieren und der PK durch die Überladung mit unrelevantem Detailwissen nicht mehr zeitgemäß sei (Turney, 2007).

Dem gegenüber stehen allerdings Ergebnisse einer Studie von Biasutto et al. (2006), nach denen 82% der Teilnehmer eines PK und nur 60% der Teilnehmer an einem *E-Learning*-Kurs das gleiche Examen bestehen. In den Augen der Befürworter der Dissektion erhalten die Studierenden durch die Präparation die Möglichkeit einer Konzeptualisierung des menschlichen Körpers, an der alle Sinne beteiligt sind. Die Studierenden würden dabei in dem denkbar realistischsten *setting* arbeiten (Gogalniceanu et al., 2008). Ein *setting*, in dem die Relevanz der Lehrinhalte durch Verknüpfung mit klinischen Inhalten unmittelbar sei (Netterstrøm und Kayser, 2008) und in dem aktiv gelernt werde, weshalb das Arbeiten im PK *per se* problemorientiertes, selbstständiges und wissenschaftliches Arbeiten und Lernen sei (Turney, 2007). Oder, wie es bei Dinsmore et al. heißt: *„Nothing beats hands on exposure"* (1999; S.112). Dies ist laut Gillingwater (2008) vor allem insofern von Vorteil, als dass die Integration von möglichst vielen Sinnen in den Lernprozess - wie es bei den Dissektionen der Fall ist - zu einer längeren Wissensretention und einem tieferen Durchdringen des Stoffes führt, allerdings in Abhängigkeit von dem präferierten Lernstil der Studierenden. Das Erlernen einer räumlichen, dreidimensionalen Vorstellung des menschlichen Körpers (Pandey und Zimitat, 2007) und die Fähigkeit, Topographien und Größenverhältnisse richtig einzuordnen - eine Fähigkeit die in Zeiten vermehrter minimal invasiver Eingriffe an Bedeutung gewinnt (Collins, 2009), werden als weitere Vorteile vermutet. Gleiches gilt für das Erlernen der Differenzierung zwischen normaler Variabilität und Pathologie und den Erwerb eines Bildes anatomisch-topographischer Verhältnisse vor dem „inneren Auge". Andere Autoren weisen auf die Chance hin, im Kurs Gelerntes auf den Einsatz am Patientenbett zu übertragen und betonen das dadurch verbesserte Verständnis verschiedener Pathologien (Guttmann et al., 2004). Die weiteren diskutierten Vor- und Nachteile des PK beziehen sich auf die in den Abschnitten 1.5 und 1.6 behandelten Aspekte und werden dort besprochen.

Aus der in diesem Abschnitt vorgestellten Literatur wurden folgende Hypothesen für die empirische Überprüfung abgeleitet:

I. Hypothesen zu Fachwissen

1a. Die Anzahl der Studierenden, die der Meinung sind, dass das anatomische Faktenwissen nicht ohne die Präparation am Körperspender vermittelt werden kann, nimmt im Verlauf des Kurses signifikant zu.

1b. Die Studierenden sind nach dem PK signifikant mehr der Meinung, dass es hilfreich ist, theoretisch erworbenes Wissen am Körperspender nachvollziehen zu können, dass selbst präparierte Bereiche besser im Gedächtnis bleiben und dass das Verständnis von anatomischer Topographie und Größenverhältnissen durch die Arbeit am Körperspender verbessert wird.

1.4 Nationale und internationale Literatur zum Thema

Die im obigen Abschnitt besprochenen Vor- und Nachteile sind den vielfältigen Veröffentlichungen zum Thema entnommen. Diese Vielfalt ist auf die Schwierigkeit zurückzuführen, die beste Lehrmethode für das Fach Anatomie zu definieren. Diese Schwierigkeit besteht vor allem darin, dass die beste Lehrmethode für jeden Studierenden unterschiedlich sein kann und außerdem von der Philosophie, der Erfahrung und dem Talent der Lehrenden sowie von fakultären Strukturen abhängt und somit kaum generalisierbar ist (Johnson, 2002). Um einen Überblick über die Masse der sich oft widersprechenden, wiederholenden und zum Teil stark von der subjektiven Meinung des Autors geprägten Publikationen zu gewinnen, führte Winkelmann 2007 eine Metaanalyse zur Rolle der anatomischen Dissektion als Lehrmethode durch. Dazu wurden 14 relevante Studien untersucht, von denen allerdings keine aus Deutschland stammte, sondern eine aus Australien, zwei aus Nigeria und der Rest aus den USA.

12 der Studien wurden mit dem Ziel durchgeführt, zu zeigen, dass andere Lehrmethoden mindestens genauso effizient sind wie die Dissektion. Winkelmann identifiziert dabei mehrere problematische Aspekte. Er benennt den Mangel an wirklich objektiven Daten und die Schwierigkeit, Ergebnisse aufgrund eines unterschiedlichen Studien- und Kursdesigns, inhomogener Untersuchungsgruppen, verschiedener untersuchter Jahrgänge und nicht identischer anatomischer Präparationsbereiche zu generalisieren. Winkelmann vermutet bei einigen Autoren zudem eine Voreingenommenheit, dahingehend, dass einige Autoren sich genötigt sehen, ihre eigenen Ergebnisse wegzudiskutieren. Hinsichtlich der untersuchten Studien hält Winkelmann fest: *„None of these 12 studies gives an unequivocal result that is statistically significant"* (Winkelmann, 2007; S.18).

Aus Deutschland gibt es nur wenig Literatur zum Thema PK. Hierbei sind v.a. die Publikationen von Pabst aus Hannover zu nennen, die sich mit der Bedeutung und der Rolle des PK in Deutschland beschäftigen (1993, 1994, 1995, 2002, 2006). Bereits 1986 beklagen Pabst et al. die Reduktion an Kursstunden auch an deutschen Universitäten und äußern die Forderung nach mehr klinischer Relevanz. Da die Studierenden gemeinsam für die Arbeit am Körperspender verantwortlich sind, vermuten die Autoren außerdem einen positiven Einfluss auf die Teamfähigkeit der Teilnehmer. Ebenfalls von Bedeutung ist die Dissertation von Egbert (2005) aus Gießen über den Einfluss des PK auf die Sozialisation der Studierenden zu Ärzten. Ansonsten sind dem Autor zum jetzigen Zeitpunkt keine weiteren Studien aus Deutschland bekannt, die in direktem Zusammenhang mit dem Thema dieser Arbeit stehen. Aufgrund der von Winkelmann weiter oben in diesem Abschnitt beschriebenen Problematik, Vor- und Nachteile der Dissektion objektiv zu erfassen bzw. die beste Lehrmethode für das Fach Anatomie zu definieren, haben einige Autoren die eigentliche Zielgruppe medizinischer Ausbildung - also Medizinstudierende und Ärzte - direkt befragt.

1.4.1 Beurteilung durch Medizinstudierende und Ärzte

Mehrere Autoren haben Befragungen von Studierenden hinsichtlich der Bedeutung der Anatomie und des PK durchgeführt. Johnson (2002) berichtet, dass Studierende, die nur einen Teil der Dissektionen selbst durchführen, nach dem Kurs den Wunsch nach mehr selbstständigem Sezieren äußern. Auf der anderen Seite beschreiben Dinsmore et al. (1999), dass in einer Befragung von Medizinstudierenden zum PK vor dem Kurs 78,8% der Teilnehmer lieber anhand von *prosections* lernen wollten, und nur 8,5% an Körperspendern. Auch nach dem Kurs hielten nur 15,8% die Dissektion für die effektivste Lehrmethode und 60,5% wollten weiterhin am liebsten mit *prosections* lernen. Einer Studie von Moxham und Plaisant (2007) zufolge ist jedoch die Dissektion die bevorzugte Lehrmethode von Medizinstudierenden. Die Ergebnisse der Befragungen, die nach dem Antritt des Studiums, nach Beendigung des Anatomiekurses und am Ende des Studiums stattfanden, zeigten zudem, dass Medizinstudierende - unabhängig vom kulturellen Hintergrund und geopolitischen Variablen - in allen Abschnitten des Studiums nicht nur das Fach Anatomie, sondern auch den PK als klinisch bedeutsam evaluieren. Dies deckt sich mit Untersuchungen aus Deutschland. Bei der Frage an Medizinstudierende, ob es sich bei der makroskopischen Anatomie um ein entbehrliches Fach in der Vorklinik handle, wünschen sich laut Pabst (1993) 91% der Befragten Anatomie erneut im klinischen Abschnitt. Diese Ergebnisse werden durch die einer 1995 von Pabst durchgeführten Studie untermauert, in der nach der Bedeutung verschiedener Lehrveranstaltungen gefragt wurde: 90% bezeichnen die makroskopische Anatomie als wesentlichen, 8,3% als notwendigen und nur 1% als wenig bedeutsamen Bestandteil ihrer Ausbildung. Zu einer ähnlichen Einschätzung kommen am

Ende ihrer AiP-Zeit (AiP=Arzt im Praktikum) befragte Ärzte, von denen 86% die Anatomie als fundamental und 13% als notwendig bezeichnen. Zusätzlich äußern 85% den Wunsch nach Anatomievorlesungen und -seminaren im klinischen Abschnitt. Weder der Wunsch nach zusätzlicher Ausbildung noch die Bescheinigung der hohen Relevanz des Faches korreliert mit der jeweiligen Facharztausbildung; beide sind unabhängig von der jeweiligen Spezialisierung. In zwei Artikeln von 1994 und 2006 berichten Papst et al. über den weiterhin hohen Stellenwert der Anatomie bei den Studierenden. Diese positive Einschätzung bezieht sich nicht nur auf das Fach Anatomie, sondern auch auf die verwendete Lehrmethode, den traditionellen PK in Kombination mit anderen Lehrmethoden. Der PK wird hier als der wichtigste Kurs des Curriculums gewertet, noch vor dem klinischen Untersuchungskurs und der Inneren Medizin.

1.5 Die psychologische Komponente des Kurses

Neben der Vermittlung von Fachwissen werden in der Literatur auch die psychologischen Auswirkungen der Präparation am Leichnam auf die Kursteilnehmer diskutiert. Für viele Studierende stellt die Begegnung mit dem Körperspender die erste Begegnung mit dem Tod dar (Arraez-Aybar et al., 2008). Daher wird der PK oft als Meilenstein in der Ausbildung junger Mediziner charakterisiert, als Beginn der Transformation vom Studierenden zum Arzt (Swick, 2006), als Analogon zu Initiationsriten bei Naturvölkern (Egbert, 2005) oder, wie Dyer und Thorndike (2000; S.969) es formulieren, als *„the most universal and universally recognisable step in becoming a doctor"*. Prakash et al. (2007) sprechen von einem Knotenpunkt, der von großer Bedeutung für die Entwicklung der Studierenden ist, da sie sich dadurch von Gleichaltrigen absetzen und Teil des „Klubs" der Mediziner werden. Somit stellt sich die Frage, wie dieser *„rite of passage"* (Warner und Rizzolo, 2006; S.404) am besten genutzt werden kann, um junge Studierende zu empathischen Ärzten zu machen (Schwartz et al., 2008). Während im frühen zwanzigsten Jahrhundert die affektive Komponente des PK eher ignoriert wurde, begann in den 70er Jahren eine Diskussion über Emotionen und Psyche im Kontext des Kurses (Warner und Rizzolo, 2006). Es hatte sich ein gesellschaftliches Bild von Ärzten als unsensible Techniker etabliert, die schon in grundlegenden emotionalen Interaktionen scheitern (Halpern, 2007), und als eine Ursache vermutete man die Teilnahme am PK (Warner und Rizzolo, 2006).

1.5.1 Auswirkungen auf die Studierenden

Vielfach wird beschrieben, dass die Teilnahme am PK Einfluss auf die persönliche Entwicklung der Studierenden hat. Pabst (2006) vermutet, dass bereits die Art der Auseinandersetzung mit dem Leichnam Einfluss auf die spätere ärztliche Tätigkeit und den Umgang mit Patienten hat. Es wird angenommen, dass der Studierende dem Körperspender womöglich in ähnlicher Weise gegenübertritt wie er es später als Arzt dem Patienten gegenüber tun wird (Bastos und Proenca, 2000). Da Medizinstudierende gegen Ende ihres dritten Fachsemesters beginnen, eine stabile Identität als Mediziner zu entwickeln (Madill und Latchford, 2005) und aufgrund des großen Einflusses des PK auf das Leben und die Entwicklung der Studierenden (Netterstrøm und Kayser, 2008), kommt dem PK bezüglich dieser Prägung eine wichtige Rolle zu. Zunächst ergibt sich aber die Frage, welche Auswirkungen die Zergliederung von Leichen auf die Studierenden genau hat. Hierbei können wiederum gegensätzliche Positionen in der Literatur ausgemacht werden.

In verschiedenen Publikationen wird von dem PK als Stress verursachendem Kurs berichtet, wobei dieser Stress auf die Arbeit am Körperspender zurückgeführt wird (Marks et al., 1997; Gustavson, 1988; Penny, 1985; Horne et al., 1990). Finkelstein und Mathers (1990) sprechen in diesem Zusammenhang von Studierenden, die aufgrund der Kursteilnahme Symptome einer posttraumatischen Belastungsstörung zeigen. Von Autoren, für die die Körperspender den wichtigsten Stressfaktor im Kurs darstellen, wird daher die Frage gestellt, inwieweit der PK durch diese Belastung zu einer Dehumanisierung der Studierenden beiträgt (Lippert, 1985). Hierzu stellt Penney (1985) fest, dass bei den Studierenden die Fähigkeit, den Körper von der Person zu trennen, und die Emotionslosigkeit im Verlauf des Kurses zunimmt, was laut Evans und Fitzgibbon (1992) aber darauf zurückzuführen ist, dass die Studierenden Indifferenz und Distanz als *coping*-Strategien verwenden. Für Dickinson et al. sind diese defensiven Stressbewältigungsmuster Resultat der psychischen Belastungen, die sie als durch die Körperspender hervorgerufene *„collision of simultaneous and conflicting values, norms, attitudes, motives and emotions"* beschreiben (Dickinson et al., 1997: S. 202). Javadnia et al. (2006) beobachten eine Depersonalisation als Strategie, andere sprechen lediglich von Desensibilisierung (Gustavson, 1988) oder *detachment* (Evans und Fitzgibbon, 1992). Somit werden die Auswirkungen des PK als kontraproduktiv für die Ausbildung von empathisch und patientenzentriert handelnden Ärzten wahrgenommen, da die Studierenden im Kurs weniger die Fähigkeit zur Selbstreflexion und einen adäquaten Umgang mit Tod und Sterben lernen, als vielmehr nur lernen, „auch angesichts großer psychischer Bedrohung handlungsfähig zu bleiben" (Schwaiger und Bollinger, 1981: S. 47).

Dem gegenüber steht eine aktuelle Untersuchung (Cahill und Ettarh, 2009), die zeigt, dass Studierende nach ihren ersten Stunden im Präpariersaal unter keinem oder nur geringem emotionalen Stress leiden. Ein Befund, der mit den Ergebnissen anderen Studien konsistent ist (Snelling et al., 2003). Als Hauptbelastung der Studierenden werden vielmehr das hohe Arbeitspensum und die Prüfungen ausgemacht (McGarvey et al., 2001). Ein Charakteristikum des Kurses ist ohne Zweifel, dass die Studierenden akademisch bis an die Grenzen ihrer Leistungsfähigkeit gefordert werden (Netterstrøm und Kayser, 2008). Der Körperspender im PK wird in emotionaler Hinsicht im Gegensatz zu dem weiter oben Beschriebenen als Chance gesehen zur Reflektion über Leben und Tod (Chambers und Emlyn-Jones, 2009), zur Entwicklung von Empathie und als Herausforderung, sich Emotionen zu stellen (Pawlina, 2006). Gleichzeitig soll er den angehenden Ärzten einen adäquaten Rahmen bieten, um sich mit der Endlichkeit des Lebens - auch des eigenen - und den ambivalenten Emotionen diesbezüglich auseinanderzusetzen (Arraez-Aybar et al., 2008). Stefenelli et al. (1993) berichten, dass die Konfrontation mit Leichen den Umgang mit lebenden Patienten bei einem großen Anteil der Studierenden und Ärzte positiv beeinflusst. Die Studierenden können auch im Umgang mit ethisch schwierigen Situationen trainiert werden - Situationen, die auch im klinischen Alltag omnipräsent sind (Dinsmore et al., 1999, 2001; Houwink et al., 2004). Auch im weiter unten beschriebenen Ulmer Ausbildungsprofil sind der adäquate Umgang mit ethischen Konfliktsituationen, die Kompetenz zur Selbstreflexion und die Kenntnis der eigenen Grenzen als Ausbildungsziel definiert. Aufgrund der beschriebenen Literatur boten sich somit folgende Hypothesen an:

II. Hypothesen zur Selbstreflexion und dem Umgang mit den eigenen Emotionen

2a. Die Fähigkeit der Teilnehmer, ihre eigenen Fähigkeiten und Kompetenzen zu reflektieren, nimmt im Kursverlauf signifikant zu.

2b. Der Kurs hilft den Teilnehmern, besser mit ambivalenten Emotionen umzugehen.

III. Reflexion über Tod und Sterben und ethische Fragestellungen

3a. Die Konfrontation mit dem Körperspender steigert signifikant die gedankliche Auseinandersetzung mit dem Thema Tod und Sterben bzw. mit ethischen Fragestellungen.

3b. Die Konfrontation mit dem Körperspender fördert signifikant die Motivation der Studierenden, sich über das Thema Tod und Sterben untereinander auszutauschen.

3c. Die Einstellung der Studierenden zu ihrer eigenen Sterblichkeit ändert sich signifikant im Verlauf des Kurses.

In der empirischen Analyse wurde auch die Rolle der Dozenten als Ansprechpartner und Vorbild betrachtet, da vermutet wird, dass die Abteilungsmitglieder einen entscheidenden Einfluss darauf haben, ob die Kursteilnehmer einen reflektierten Umgang mit der ungewohnten Situation im Kurs und den eigenen Emotionen zeigen, oder ob sie zu der Einschätzung gelangen, emotional Stärke zeigen und alleine zurecht kommen zu müssen (Netterstrøm und Kayser, 2008).

1.5.2 Empathie und Zynismus

Mit dem Begriff Empathie wird allgemein die Fähigkeit beschrieben, sich in die Situation oder die Gedanken eines anderen Menschen hineinversetzen zu können; Empathie ist dabei nur schwierig von emotionaler Intelligenz bzw. Kompetenz abzugrenzen (Hemmerdinger et al., 2007). Die Bedeutung von empathischem Handeln im klinischen Alltag ist bekannt. Die Patienten empathisch agierender Ärzte sind zufriedener (Kim et al., 2004; Zachariae et al., 2003), zeigen eine bessere *compliance* (Kim et al., 2004) und am Ende ihrer Behandlung ein besseres klinisches Resultat (Di Blasi et al., 2001). Auf der anderen Seite nehmen die Empathiewerte von Medizinstudierenden im Verlauf des Studiums und der Ausbildung zum Facharzt immer weiter ab, wobei Studienanfänger die höchsten und fertige Ärzte die niedrigsten Werte haben (Chen et al., 2007). Der vermutete Einfluss des PK wurde im obigen Abschnitt beschrieben. Folglich sollte untersucht werden, ob der PK in diesem Zusammenhang von Bedeutung ist und wie er sich auf die Studierenden auswirkt.

IV. Hypothesen zu Empathie/Distanz

4a. Der Kurs führt zu einem signifikanten Anstieg der Fähigkeit, Patienten gegenüber Empathie zu entwickeln.

4b. Im Verlauf des Kurses nehmen Distanz und Zynismus gegenüber den Körperspendern signifikant ab und gleichzeitig Respekt und Empathie signifikant zu.

1.6 Professionalität im Kontext des Kurses

Neben den offiziell im Lehrplan definierten Ausbildungszielen, werden im Medizinstudium und im PK eine Vielzahl von weiteren Kompetenzen, Einstellungen und Verhaltens- und Denkweisen erworben, aus denen die Studierenden ihre ärztliche Identität formen. Für diese nicht-expliziten, außerhalb der formellen curricularen Struktur vermittelten Elemente existiert der Begriff des *„hidden* *curriculum"* (Casado, 2010; Murakami et al., 2009). Es bezeichnet den Einfluss, den die Interaktion zwischen den Studierenden - mit Ärzten und Patienten sowie der „Außenwelt" - und die Orientierung an *role models* auf die Sozialisierung der Studierenden zu Ärzten hat. Es wird angenommen, dass vor allem die Entwicklung ärztlicher Professionalität, die eine Kernkompetenz der Medizinerausbildung darstellt (Hawkins et al., 2009), weniger ein Resultat des Lehrplans ist als vielmehr das Ergebnis der Gesamtheit der im Medizinstudium gemachten Erfahrungen.

1.6.1 Ärztliche Professionalität

Der aktuellen wissenschaftlichen Diskussion folgend, wird im Folgenden zunächst der Frage nachgegangen, was genau mit ärztlicher Professionalität gemeint ist und inwiefern der PK diesbezüglich von Bedeutung ist. Dazu ist zunächst festzustellen, dass es trotz vieler Beiträge zum Thema (Hershberger et al., 2010; Chang et al., 2009) nach wie vor keine universell akzeptierte Definition gibt, was genau unter ärztlicher Professionalität zu verstehen ist. Daher ist es auch nach wie vor nicht gelungen, diese zufriedenstellend zu messen bzw. ein validiertes Instrument zu entwickeln (Pearson und Hoagland, 2010; Netterstrøm und Kayser, 2008).

Verschiedene Autoren (Hochberg et al., 2010; Bryden et al., 2010) bündeln unter dem Begriff der ärztlichen Professionalität die Fähigkeit des Arztes, eigene Interessen unterzuordnen, das Verinnerlichen humanistischer Werte und die Bereitschaft, die volle Verantwortung für das eigene Handeln zu übernehmen. Des Weiteren gehört dazu das Handeln nach hohen ethischen und moralischen Standards gemäß eines „Vertrags" mit der Gesellschaft (Pawlina und Drake, 2008) und die Anerkennung und Adaption von medizinspezifischen ethischen Grundsätzen. Aufgrund des tagtäglichen Umgangs mit Krankheit und Tod wird auch eine reflektierte Haltung zu Tod und Sterben (Dickinson et al., 1997) und den damit einhergehenden Ängsten und Belastungen dazugerechnet (Pawlina, 2006). Daneben gibt es noch eine Reihe leichter zu messender und praxisnäherer Eigenschaften, die ebenfalls zu ärztlicher Professionalität gerechnet werden, auf die aber erst weiter unten eingegangen wird, da sie in direktem Zusammenhang mit dem PK stehen.

In einem Artikel zum Zusammenhang zwischen der Entwicklung ärztlicher Professionalität und dem PK nennt Swick (2006) unter anderem die Vermittlung von Teamfähigkeit, kollaborativem Lernen und Arbeiten, die Übernahme der Verantwortung für das eigene Handeln sowie die Fähigkeit zu lebenslangem, selbstständigem Lernen und Weiterbilden. Weitere Aspekte finden sich bei Netterstrøm und Kayser (2008), nach denen der PK die Studierenden zu Selbstdisziplin und Selbststrukturierung zwingt und ihnen einen professionellen Umgang mit überfordernden und belastenden

Situationen vermittelt. Gleichzeitig müssen die Teilnehmer zu einem adäquaten Umgang mit den eigenen Gefühlen und Emotionen finden. Bei Arroyo-Jimenez et al. (2005) werden als zusätzliche, im PK vermittelbare Elemente zur Entwicklung ärztlicher Professionalität, das Erlernen von gleichzeitig autonomem, aber der Gruppe verpflichtetem Arbeiten, die Fähigkeit zur Selbstmotivation und das Trainieren von effizienter Kommunikation genannt. Neben dem aus theoretischen Überlegungen resultierenden Argument, dass der PK sowohl der erste als auch der beste Zeitpunkt sei, um ärztliche Professionalität zu vermitteln (Gillingwater, 2008; Netterstrøm und Kayser, 2008), liegen nur wenige Studienergebnisse zum Thema vor. Es sei hier eine qualitative Studie genannt, die anhand von Interviews an einer Stichprobe von 29 Studierenden erhoben hat, was im Rahmen der Dissektionen außer anatomischem Fachwissen noch vermittelt wird. Wichtige Aspekte dabei sind u. a. das Erlernen von Strategien zum Umgang mit der emotional komplexen Situation, eine verbesserte Arbeit im Team und eine gute mentale Vorbereitung auf die spätere klinische Arbeit (Lempp, 2005). Die Ergebnisse einer anderen Studie mit 178 Studierenden zeigen lediglich, dass kein signifikanter Abfall an professioneller Haltung im Verlauf des PK stattfindet (Pearson und Hoagland, 2010). Die Autoren kommen daher zu der Konklusion, dass der PK den Studierenden zumindest nicht schadet. Es konnte somit bisher nicht eindeutig gezeigt werden, welche Komponenten ärztlicher Professionalität der PK vermittelt.

1.6.2 Das Ulmer Ausbildungsprofil

Die im vorhergehenden Abschnitt beschriebene Schwierigkeit, eine klare Definition für Kompetenzen ärztlicher Professionalität zu finden, brachte die Problematik mit sich, dass die in dieser Studie verwendeten Fragen und die resultierenden Ergebnisse zu diesem Thema in Ermangelung eines allgemein anerkannten Konzeptes in ihrer Aussagekraft limitiert waren. Um diesem Punkt Rechnung zu tragen und die Erkenntnisse in einem sinnvollen Kontext beurteilen zu können, diente das Ulmer Ausbildungsprofil Humanmedizin (Medizinische Fakultät der Universität Ulm, Ulmer Ausbildungsprofil Humanmedizin, 2007) als Orientierung, welches als Grundlage der curricularen Medizinerausbildung in Ulm definiert wurde. Diese Leitlinie wurde „in Anlehnung an das Berufsrollen-Modell für Ärzte (CanMEDS Project), an den *„Swiss Catalogue of Learning Objectives for Undergraduate Medical Training, 2002'* und an die Anforderungen der Approbationsordnung entwickelt" (Medizinische Fakultät der Universität Ulm, Ulmer Ausbildungsprofil Humanmedizin, 2007: S.1). Das Ausbildungsprofil nennt mehrere Bereiche, wie medizinische Fachkompetenz, Notfallversorgung, Kommunikation, Teamarbeit, Interessen von Patient und Gesellschaft, Management, ärztliche Haltung, lebenslanges Lernen, wissenschaftliches Arbeiten sowie Forschung und Lehre. Konkret sollten in dieser Arbeit unter anderem die im Profil geforderten Kompetenzen des lebenslangen und selbstständigen Lernens, Teamfähigkeit und Kommunikation, wissenschaftliches Arbeiten, Management und ärztliche Haltung untersucht werden. Selbstverständlich konnten nicht alle genannten Bereiche im PK adressiert werden (z.B. Notfallversorgung), aber der Vorteil dieser Orientierung liegt darin, dass somit direkt überprüft werden konnte, inwieweit der Kurs die von der eigenen Universität vorgegebenen Richtlinien erfüllt und damit seinen Platz im Curriculum rechtfertigen kann. Gleichzeitig werden im Ausbildungsprofil für die medizinische Lehre allgemeingültige Anforderungen definiert, wodurch trotz der regionalen Ausrichtung eine gute Übertragbarkeit auf zumindest deutsche medizinische Fakultäten gewährleistet ist. Daraus ergaben sich die folgenden Hypothesen:

V. Hypothesen zu Teamgeist/Teamfähigkeit

5a. Im Verlauf des Kurses verbessert sich die Teamfähigkeit der Studierenden signifikant und es entwickelt sich ein starkes Gemeinschaftsgefühl unter den Teilnehmern.

5b. Teamfähigkeit wird nach dem Kurs signifikant wichtiger eingeschätzt als vor dem Kurs.

5c. Die Teilnehmer des PK kommen in den Gruppen signifikant besser miteinander zurecht und gehen freundschaftlicher miteinander um, als sie dies vor Beginn des Kurses erwartet hatten.

VI. Hypothesen zu Zeitmanagement, Selbstdisziplin und Frustrationstoleranz

6a. Das Zeitmanagement, die Selbstorganisation und die Selbstdisziplin der Teilnehmer verbessern sich signifikant im Laufe des Kurses.

6b. Durch die Anforderungen des Kurses entwickelt sich eine erhöhte Frustrationstoleranz bei den Teilnehmern.

VII. Lernen

7a. Der Anteil der Studierenden, die im Kurs wichtige Lernstrategien entwickeln, nimmt signifikant zu.

7b. Der Anteil der Studierenden, denen durch den Kurs selbstständiges Lernen vermittelt wird, nimmt ebenfalls signifikant zu.

VIII. Umgang mit Stress

8a. Die Fähigkeit, professionell mit Stress umzugehen steigt signifikant.

8b. Die Fähigkeit, auch bei starker psychischer und physischer Belastung konzentriert und leistungsfähig zu bleiben erfährt einen signifikanten Zuwachs.

8c. Die Studierenden werden durch den Arbeitsumfang und die Lernbelastung auf ihre spätere ärztliche Tätigkeit vorbereitet und lernen im Kurs, die damit verbundenen Belastungen zu bewältigen.

1.7 Fragestellung

In der vorliegenden Arbeit wird - als Beitrag zu der geschilderten Debatte und zu curricularen Entscheidungsprozessen über Art und Umfang des makroskopischen Anatomiekurses - zunächst die Frage nach der Bedeutung des Kurses und der Körperspender untersucht. Gleichzeitig wird die Meinung der Kursteilnehmer, bezüglich der Integration neuer Lehrmethoden in den Kurs, erhoben. Außerdem wird ermittelt, ob die Studierenden der Meinung sind, dass der Kurs anatomisches Fachwissen und weitere im Ulmer Ausbildungsprofil geforderte und in den Abschnitten 1.4, 1.5 und 1.6 vorgestellte Kompetenzen vermittelt und ob ihre Erwartungen an den Kurs erfüllt werden konnten. Hinsichtlich der psychologischen Komponente des Kurses wird untersucht, wie sich die Arbeit im PK auf die persönliche Entwicklung, die Beschäftigung der Studierenden mit Tod und Sterben und ambivalenten Emotionen auswirkt und wie die Entwicklung einer ärztlichen, empathischen Haltung im Kursverlauf eingeschätzt wurde. Dies wurde durch die im Anschluss an die zugehörigen Kapitel formulierten Hypothesen erfragt.

Im letzten Teil soll geklärt werden, welche Faktoren für eine positive oder negative Beurteilung des Kurses entscheidend sind und in welchen Aspekten sich Studierende, die dem Kurs eine hohe Bedeutung beimessen, von denen, die den Kurs als weniger wichtig erachten, unterscheiden. Hierzu existierten bislang in der Literatur keine Daten, weshalb dieser Bereich explorativ untersucht wird.

2 Material und Methoden

Für die vorliegende Studie wurde ein Fragebogen ausgegeben, der sich sowohl aus selbst erstellten Fragen zu den in der Einleitung geschilderten Themenbereichen, als auch aus standardisierten Instrumenten, die eine bessere Vergleichbarkeit und mögliche Generalisierbarkeit der Ergebnisse ermöglichen, zusammensetzte. Zunächst wurde ein *pretest* an Studierenden, die den PK bereits absolviert hatten, durchgeführt, um die eigenen Fragen auf Verständlichkeit und etwaige Wiederholungen oder Unklarheiten zu überprüfen. Zudem wurden vorab 50 Fragebögen an eine unabhängige Kohorte mit der Freitextaufgabe „Was meinen Sie, welche Kompetenzen im PK außer der Fachkompetenz Anatomie selbst vermittelt werden?" ausgegeben. Diese sollten Aufschluss darüber geben, welche Inhalte neben Fragen zum anatomischen Fachwissen Eingang in den Fragebogen aufgenommen werden sollten. Der Großteil der Antworten der 35 ausgefüllten Bögen (Rücklauf 70%) dieser explorativen Pilotstudie konnte einer der thematischen Kategorien ethische und humanistische Aspekte, Umgang mit Stress, selbststrukturiertes Lernen, Erwerb neuer Lernstrategien und *teamwork* zugeordnet werden. Entsprechend dieser Kategorien und der sich aus der Literatur ergebenden Fragestellungen, wurde die Struktur des Fragebogens festgelegt. Insgesamt wurden 160 Items formuliert, aufgeteilt in die folgenden Blöcke:

- Demographische Daten (12 Items)

- Bedeutung des Kurses (32 Items)

- Motivation (8 Items)

- Emotionen und Kognitionen (42 Items)

- Religion (6 Items)

- Einstellung zur Körperspende (20 Items)

- Ärztliche und soziale Kompetenz (21 Items)

- Psychologische Betreuung (19 Items)

2.1 Rekrutierung der Stichprobe

Die Stichprobe bestand aus 371 Studierenden der Universität Ulm, die im Wintersemester 2006/2007 am Kurs der makroskopischen Anatomie teilnahmen. Die Befragung erfolgte an drei Abfragezeitpunkten (im Folgenden kurz Afz.genannt) in anonymer Form und auf freiwilliger Basis. Separat zu den Fragebögen wurde eine Einverständniserklärung ausgegeben, auf der mit der Unterschrift die freiwillige Teilnahme bestätigt wurde. Als reproduzierbare Codierung gaben die Teilnehmer jeweils die ersten vier Buchstaben des Namens der Mutter und die ersten vier Zahlen des eigenen Geburtsdatums an. Der erste Abfragezeitpunkt fand einen Tag vor Beginn des Kurses (17.10.2006) im Rahmen der Einführungsveranstaltung, der zweite Afz. in der Mitte des Kurses (11./12.12.2006) und der dritte im Rahmen der Abschlussveranstaltung, nach dem letzten Testat (14.02.2007) statt. Die erhobenen Daten der Fragebögen wurden anschließend manuell in SPSS 11 eingegeben, um die Daten statistischen Analysen zu unterziehen.

2.2 Der eigene Fragebogen

Um den sich aus der Literatur ergebenden Fragestellungen nachgehen zu können und da keine passenden standardisierten Instrumente zur Verfügung standen und mehrere Facetten des PK erfasst werden sollten, wurde eine eigene Fragebogenbatterie erstellt. Analog zu den standardisierten Instrumenten wurde für die Bewertung der Einstellungen der Studierenden zum PK eine fünfstufige Likert-Skala gewählt, die von „0=Nein, trifft gar nicht zu" bis „4=Ja, trifft zu" reichte. Für diese Arbeit wurden neben den demographischen Daten hauptsächlich Items aus den Themenkomplexen „Bedeutung des PK", „Die Rolle des Körperspenders", „Vermittlung von Fachwissen", „Vermittlung ärztlicher und sozialer Kompetenz" und „Motivation" verwendet. Die weiteren Items, zu den Themen „Einstellung zur Körperspende", „Emotionen und Kognitionen" und „Psychologische Betreuung" wurden in der parallel stattfindenden Arbeit zur Belastungssituation und dem Betreuungsbedarf der Teilnehmer verwendet und fanden in diese Arbeit nur bei den Subgruppenvergleichen Eingang. Die Items wurden in geschlossener Form als entweder strikt positive oder negative Aussagen oder in Einzelfällen in Frageform formuliert. Bei bestimmten Items waren Mehrfachantworten möglich. Es wurden nicht alle Items in allen drei Fragebögen abgefragt, aber die sich wiederholenden Items wurden jeweils in unveränderter Form gestellt, um eine Vergleichbarkeit im Verlauf zu gewährleisten.

2.3 Die standardisierten Instrumente und das Lernstilinventar

Neben der selbst erstellten Fragenbatterie kamen mehrere standardisierte Instrumente zum Einsatz, auf die im Folgenden eingegangen werden soll. Um die Kohorte möglichst exakt beschreiben zu können, wurden Instrumente zur Persönlichkeitsstruktur, zu individuellen Stressverarbeitungstendenzen, zur aktuellen Belastungssituation, ein Kurztest zu Lernstilen und ein Fragebogen zur Makroanatomie eingesetzt. Die standardisierten Instrumente wurden auch eingesetzt, um neben der Beschreibung der Kohorte insbesondere Unterschiede bei den abgefragten Items zwischen den beiden Subgruppen detektieren zu können.

2.3.1 Das Neo-FFI

Das Neo-Fünf-Faktoren Inventar nach Costa und McCrae wurde in der deutschen Übersetzung von Borkenau und Ostendorf (Borkenau und Ostendorf, 1993) verwendet. Hierbei handelt es sich um ein Instrument, das anhand von 60 Items fünf individuelle Merkmalsausprägungen erfasst. Bei den anhand von Faktoranalysen konstruierten Merkmalen handelt es sich um Neurotizismus, Extraversion, Offenheit für Erfahrung, Verträglichkeit und Gewissenhaftigkeit, die durch jeweils 12 Items abgefragt werden. Es hat sich gezeigt, dass die Ergebnisse für diese Faktoren unabhängig von der jeweiligen Stichprobe replizierbar sind und sich das Instrument laut Handbuch zudem auch eignet, um „einen groben, aber vollständigen Überblick über die Ausprägung der Probanden auf den wichtigsten Dimensionen individueller Persönlichkeitsmerkmale" (Borkenau und Ostendorf, 1993: S.8) zu erhalten. Als Referenzgruppe dient eine unausgelesene Normalstichprobe mit 2112 Personen. Die internen Konsistenzen der Skalen werden mit 0,78 angegeben (Borkenau und Ostendorf, 1993: S.13).

2.3.2 Das BSI

Um Aufschluss über die aktuelle Belastungssituation der Studierenden im Kurs zu erhalten, fand die auf 53 Items gekürzte Version der Symptom Checklist-90-R von Derogatis Anwendung. Dieses *Brief Symptom Inventory* ermöglicht eine Einschätzung der subjektiv empfundenen Beeinträchtigung während der letzten sieben Tage - anhand von verschieden psychischen und körperlichen Symptomen, die mittels Fragebogen erfasst werden. Die Auswertung derselben ergibt Informationen, die sich auf neun Skalen (Somatisierung, Zwanghaftigkeit, Unsicherheit im Sozialkontakt, Depressivität, Ängstlichkeit, Aggressivität/Feindseligkeit, Phobische Angst, Paranoides Denken, Psychotizismus) darstellen lassen. Drei globale Kennwerte, der *Global Severity Index (GSI)* zur Messung der grundsätzlichen psychischen Belastung, der *Positive Symptom Distress Index (PSDI)* zur Erfassung der Intensität der Antworten und der *Positive Symptom Total (PST)* als Angabe der Gesamtanzahl an Symptomen, bei denen eine Belastung festzustellen ist, ergänzen das BSI. Hinzu kommen noch vier Zusatzfragen, die keiner der Skalen zugeordnet sind, sondern separat begutachtet werden. Hierbei handelt es sich um Fragen zu Schuldgefühlen, Gedanken an Tod und Sterben, Einschlafschwierigkeiten und schlechtem Appetit. Für die Referenzgruppe - bestehend aus 589 Studierenden - ergaben sich für Crohnbach's alpha Werte zwischen 0,59 und 0,95 (Franke, 2000: S.34).

2.3.3 Der SVF

Der Stressverarbeitungsbogen nach Janke, Erdmann und Boucsein ist ein Instrument zur Erfassung individueller Strategien zur Stressbewältigung. Die 114 Items des Tests sind in 19 Subtest zu je sechs Items gegliedert: Bagatellisierung, Herunterspielen durch Vergleich mit anderen, Schuldabwehr, Ablenkung von Situationen, Suche nach Selbstbestätigung, Situationskontrollsuche, Reaktionskontrollsuche, positive Selbstinstruktion, Bedürfnis nach sozialer Unterstützung, Vermeidungstendenz, Fluchttendenz, soziale Abkapselung, gedankliche Weiterbeschäftigung, Resignation, Selbstbemitleidung, Selbstbeschuldigung, Aggression, Pharmakaeinnahme. Der Entwicklung des SVF wurden von den Autoren die Annahmen zugrunde gelegt, dass Stress *coping*-Maßnahmen nach sich zieht, die zeitkonstant und relativ unabhängig von der Belastungssituation und -reaktion sind und bewusst wahrgenommen werden, so dass sie mittels eines Fragebogen abgefragt werden können. Für eine an 173 männlichen Studierenden durchgeführte Reliabilitätsanalyse ergaben sich für Cronbach's alpha Werte zwischen 0,61 und 0,91 (Janke et al. 1985: S.43).

2.3.4 Der FBM

Der Fragebogen zur Makroanatomie wurde im Rahmen der Dissertation „Aspekte der Sozialisation zum Arzt: Eine empirische Studie über Auswirkungen der praktischen Makroanatomie auf Medizinstudierende und deren Einstellung zu Sterben und Tod" aus dem Jahr 2005 von Egbert im Fachbereich Gesellschaftswissenschaften erstellt, um zu eruieren, inwiefern sich die Teilnahme am PK auf die Einstellungen und das Verhalten von Medizinstudierenden bezüglich Tod und Sterben auswirkt. Das Instrument besteht aus 35 Items mit einer fünfstufigen Likert-Skala von „0=stimme gar nicht zu (ursprünglich 0=starke Ablehnung)" bis „4=stimme voll zu (ursprünglich 4=starke Zustimmung)". Von diesen Items können 20 zu den drei Faktoren „Umgang Leiche" (7 Items), „Urteil PK" (6 Items) und „Distanz PK" (7 Items) zusammengefasst werden. Der erste Faktor macht Aussagen zu den Ansichten der Studierenden bezüglich Leichen und dem Umgang mit Toten, während der zweite Faktor zur Erfassung der Bedeutung des PK für die Studierenden dient und erfragt, wie der Kurs persönlich bewertet wird. Der letzte Faktor - „Distanz PK" - beschäftigt sich mit Verhaltensweisen der Studierenden in Bezug auf die sich im Kurs ergebenden psychischen Konflikte und trifft Aussagen zu den verwendeten Strategien bzw. deren Änderung im Verlauf des Kurses. Die Reliabilitäten der einzelnen Faktoren werden für den ersten Messzeitpunkt mit 0,78 für den Faktor „Umgang Leiche", 0,75 für den Faktor „Urteil PK" und 0,70 für den Faktor „Distanz PK" (Egbert, 2005: S.116) angegeben.

2.3.5 Das Lernstilinventar

In der Literatur werden auch Veränderungen der Lerngewohnheiten und der Einfluss von individuellen Vorlieben beim Lernen sowie unterschiedliche Ansichten über die Art des Lernens diskutiert. Da Lernstile relativ stabil sind (Cassidy, 2004) und die Kenntnis um die präferierten Lernstile einer Kohorte den Dozenten eine besser auf die Bedürfnisse der Studierenden angepasste Art der Wissensvermittlung ermöglicht (Mitchell et al., 2009), wurde dieser Bereich in der vorliegenden Studie mit einem extra Fragebogen untersucht. Da die Untersuchung dieser Thematik jedoch nicht primäres Ziel dieser Studie war und um die Fragebögen möglichst kurz zu halten, wurde an dieser Stelle auf ein ausführliches Instrument verzichtet und statt dessen eine nicht validierte Kurzform des Lernstilinventars nach Fleming (2006) verwendet, um einen Überblick über die von den Studierenden eingesetzten Lernstile zu erhalten. Das Instrument besteht aus 13 Items, die den drei Skalen bzw. Lernstilen „auditiv", „visuell", „physisch/taktil" zugeordnet werden können. Die ermittelten Summenwerte erlauben Rückschlüsse auf die verschiedenen unter den Studierenden vorhandenen Lernstile und eine etwaige Veränderung dieser im Kursverlauf.

2.4 Statistische Verfahren

Für die statistischen Analysen wurde das Signifikanzniveau wie folgt festgesetzt: Als signifikant galten p-Werte ≤ 0,05 (gekennzeichnet mit *), als hoch signifikant Werte ≤0,01 (gekennzeichnet mit **) und als höchst signifikant Werte ≤0,001(gekennzeichnet mit ***). Bei der Wahl des jeweiligen statistischen Testverfahrens wurden zunächst die Häufigkeitsverteilung der Merkmalswerte sowie die Skalierung berücksichtigt.

2.4.1 Parametrische Tests

Bei Vorliegen einer Normalverteilung und bestehender Skalierung auf Intervallniveau, kamen t-Tests zum Vergleich von Mittelwerten zum Einsatz. Diese können je nach Situation für den Vergleich eines Mittelwerts mit einem bekannten festen Wert (Einstichprobenproblem), bei zwei unabhängigen Stichproben (Zweistichprobenproblem) und zwei verbundenen Stichproben (gepaartes Testproblem) verwendet werden (Bortz, 2005).

2.4.2 Nichtparametrische Test

Diese wurden verwendet, wenn entweder die entsprechenden Variablen auf Ordinal- oder Nominalskalenniveau lagen oder metrisch skaliert, aber nicht normalverteilt waren.
Die Überprüfung auf Normalverteilung erfolgte anhand des Kolmogorov-Smirnov-Tests. Um Unterschiede zwischen der Stichprobe und der Grundgesamtheit festzustellen, wurde der Chi-Quadrat-Anpassungstest verwendet, für zwei Variablen auf Nominalskalenniveau der Chi-Quadrat-Unabhängigkeitstest. Für Untersuchungen auf signifikante Unterschiede zwischen zwei unabhängigen Stichproben, wurde der Mann-Whitney-U-Test eingesetzt und entsprechend - für die Unterschiede in der zentralen Tendenz bei zwei verbundenen Stichproben - der Wilcoxon-Test (Bortz, 2005).

2.4.3 Reliabilität

Reliabilität bezeichnet die Zuverlässigkeit bzw. Genauigkeit von wissenschaftlichen Instrumenten oder Ergebnissen. Ein Instrument und die damit gewonnenen Aussagen sind als reliabel zu bezeichnen, wenn wiederholte Messungen bei gleichen Rahmenbedingungen zu gleichen Ergebnissen führen. Als Reliabilitätsmaße können Korrelationskoeffizienten, die die Stabilität und Konsistenz messen, verwendet werden. In der vorliegenden Arbeit wurde jeweils Crohnbach's alpha als Maß der internen Konsistenz angegeben. Hiermit lässt sich das Ausmaß des Zusammenhangs zwischen den Items einer Skala, die „innere Konsistenz", ermitteln. Crohnbach's alpha kann Werte zwischen null und eins annehmen, wobei Werte über 0,8 für eine wissenschaftliche Interpretation anzustreben sind (Bortz und Döring, 2002).

2.4.4 Faktorenanalyse

Die Faktorenanalyse ist ein Verfahren zur Datenreduktion. Mit ihrer Hilfe kann eine große Menge von Variablen auf Grundlage ihrer Zusammenhänge auf möglichst wenige, voneinander unabhängige hypothetische Größen - die Faktoren - zurückgeführt werden. Dem ist die Annahme zugrunde gelegt, dass Variablen, die miteinander korrelieren, auch partiell das Gleiche darstellen, so dass der Informationsgehalt einer Vielzahl von Variablen durch wenige Faktoren wiedergegeben werden kann. Somit hilft eine Faktorenanalyse dabei, die Datenmenge für die weitere statistische Analyse zu reduzieren. Insbesondere bietet sich die Anwendung bei explorativen Studien an, da sie hier eine strukturelle Ordnung in die wechselseitigen Beziehungen zwischen vielen Variablen bringt, so dass sich daraus wiederum Hypothesen generieren lassen. Für die Bestimmung der Anzahl der zu verwendenden Faktoren wurde zunächst das Kaiser-Guttman-Kriterium verwendet. Hierdurch werden nur Faktoren extrahiert, die mehr Varianz erklären als die einzelne Variable; dies ist bei einem Eigenwert größer als 1 gegeben. Zudem wurde bei jeder Analyse auch ein Screeplot ausgegeben. Hierbei handelt es sich um eine graphische Darstellung der Eigenwerte, die dabei hilft, die optimale Anzahl an zu extrahierenden Faktoren zu bestimmen. Die Eigenwerte der in Frage kommenden Faktoren werden in einem Koordinatensystem angeordnet, wodurch sich eine Kurve ergibt, die sich asymptotisch der X-Achse annähert. Ein Knick in dieser Kurve kennzeichnet die Stelle, an der die größte Differenz zwischen zwei Eigenwerten besteht. Die Anzahl der Punkte links von diesem Knick steht für die Anzahl der zu extrahierenden Faktoren, während die Punkte rechts davon nur einen geringen Teil der Varianz erklären würden und somit nicht als Faktoren extrahiert werden sollten. In dieser Arbeit wurde eine orthogonal rotierte Faktorenanalyse durchgeführt und nach der Hauptachsenmethode extrahiert. Für die Interpretation der Faktoren muss berücksichtigt werden, dass ein Faktor nur interpretiert werden sollte, wenn entweder mindestens vier Variablen eine Ladung über 0,6 aufweisen, oder mindestens zehn Variablen Ladungen über 0,4 haben oder - wenn weniger als zehn Variablen eine Ladung über 0,4 haben - die Stichprobe aus mehr als 300 Personen besteht. Eine Ladung entspricht der Korrelation zwischen einer Variablen und einem Faktor (Bortz, 2005).

2.5 Faktoren- und Subgruppenbildung

In der vorliegenden Arbeit wurden zunächst aus dem Pool eigener Fragen entsprechend der vorangegangenen Pilotstudie und der Literaturrecherche *a priori* Themenkomplexe unter den Überschriften „Bedeutung des PK", „Vermittlung von Fachwissen", „Vermittlung ärztlicher Kompetenz",

„Vermittlung von Sozialkompetenz" und „Stressbewältigung" gebildet. Um diese Kategorien zu überprüfen, wurde eine Faktorenanalyse durchgeführt. Diese enthielt die 63 selbst formulierten Items der Bereiche Bedeutung des Kurses (32 Items), ärztliche Kompetenz und soziale Kompetenz (21 Items), Motivation (8 Items) und zusätzlich zwei Fragen aus dem FBM („Die Abschaffung des Präparierkurses würde die Qualität des Medizinstudiums herabsetzen" und „Der PK ist der wichtigste Kurs des Grundstudiums"). Zunächst wurde - entsprechend der Anzahl der genannten Themenkomplexe - dem Computer vorgegeben, fünf Faktoren zu extrahieren. Anschließend wurden weitere Analysen mit der aufgrund des Kaiser-Guttmann-Kriteriums und der Screeplots vorgeschlagenen Anzahl an Faktoren durchgeführt. Items mit Faktorladungen unter 0,4 und Items, die auf mehr als einem Faktor eine hohe Ladung zeigten, wurden von der Analyse ausgeschlossen. Alle Berechnungen wurden zusätzlich mit der „Skala, wenn Item gelöscht" Funktion durchgeführt. Zudem wurde anhand inhaltlicher Zusammenhänge einzelner Items *a priori* ein eigener Faktor unter dem Titel „Bedeutung des PK" konstruiert, unabhängig von der Faktorenanalyse.

Im weiteren Verlauf wurden die Werte dieses Faktors „Bedeutung des PK" als Grundlage genommen, um Subgruppen voneinander zu unterscheiden. Diese Unterscheidung erfolgte anhand des Charakteristikums, ob für die Betroffenen die Bedeutung des Kurses im Verlauf zunahm, abnahm oder gleich blieb. In diese Subgruppenbildung wurden Studierende aufgenommen, von denen zum ersten und dritten Afz. die für den Faktor „Bedeutung des PK" relevanten Daten vollständig vorlagen (n= 105). Neben der Untersuchung demographischer Daten und der Ergebnisse der standardisierten Instrumente wurden für die Subgruppen im Weiteren auf Itemebene vergleichende Analysen durchgeführt.

3 Ergebnisse

3.1 Demographische Ergebnisse

Werden Mittelwerte und Standardabweichung angegeben, so steht die Standardabweichung in Klammern hinter dem Mittelwert und ist durch das Zeichen ± gekennzeichnet.

Die demographischen Daten wurden alle zum ersten Afz. erhoben.

Tabelle 1: Rücklauf

Abfragezeitpunkt	Anzahl Bögen	Rücklauf in Prozent %
1.	326	88
2.	320	86
3.	159	43

Die Rücklaufquoten der Fragebögen zu den einzelnen Afz. betrugen 326 Bögen (88%) beim ersten Afz., 320 Bögen (86%) beim zweiten Afz., und 159 Bögen (43%) beim letzten Afz.

Es konnten die Daten von 122 Teilnehmern bei allen drei Abfragen erfasst werden, während 131 Studierende nur den ersten und zweiten Bogen ausfüllten und 67 Studierende die Fragen nur beim ersten Mal beantworteten. Nur von sechs Studierenden lag jeweils nur der erste und dritte Bogen vor.

Tabelle 2: Altersverteilung, Gesamtkohorte

Alter in Jahren	Häufigkeit	Prozent %
19	4	1,2
20	92	28,4
21	101	31,2
22	45	13,9
23-29	71	22
30-39	8	2,4
>40	3	0,9

Die Altersverteilung der Stichprobe ergab einen Mittelwert von 22,25 (±3,38) Jahren, wobei sich bei den männlichen Teilnehmern ein Mittelwert von 22,54 (±3,03) und bei den weiblichen Teilnehmern von 22,09 (±3,56) Jahren ergab.

Die Altersklasse 20-21 Jahre stellte mit 193 Personen (59,6%) den größten Anteil, während nur 3,3% der Teilnehmer während ihrer Teilnahme am PK 30 Jahre alt oder älter waren. Die Gruppe der 23-29 Jährigen repräsentierte immerhin 22% der Gesamtstichprobe.

Von den 326 Personen, von denen Daten aus dem ersten Fragebogen vorlagen, waren 211 Frauen (64,7%) und 115 Männer (35,3%) (vgl. Abb.1). Insgesamt nahmen an dem Kurs 301 Studierende der Humanmedizin (92,3%) und 25 Studierende der Zahnmedizin (7,7 %) teil (vgl. Abb.2).

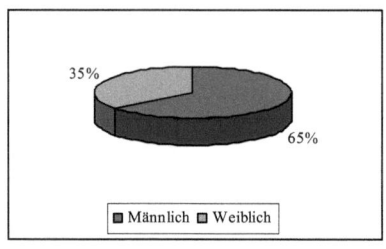

Abbildung 1: Geschlechterverteilung, Gesamtkohorte

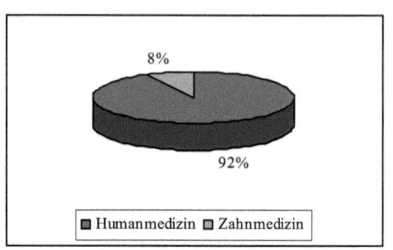

Abbildung 2: Studienfach, Gesamtkohorte

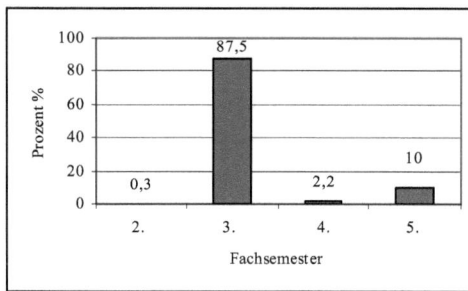

Abbildung 3: Fachsemester, Gesamtkohorte

Die Mehrzahl der Kohorte befand sich zum Zeitpunkt der Datenerhebung im dritten Fachsemester (87,5%), während 10% angaben, im fünften Fachsemester eingeschrieben zu sein. 2,5% gaben das zweite oder vierte Semester an. Die Teilnahme am Kurs ist generell für Humanmediziner im dritten Semester und für Zahnmediziner im vierten oder fünften Fachsemester vorgesehen, wobei eine Wiederholung des Kurses nur im folgenden Wintersemester, also ein Jahr später, möglich ist. Die Stichprobe setzte sich aus 317 Erstteilnehmern (97,5%) und acht Wiederholern (2,5%) zusammen.

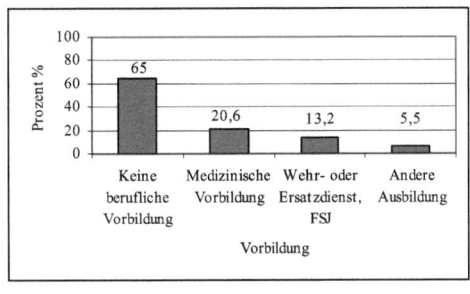

Abbildung 4: Berufliche Vorbildung, Gesamtkohorte

FSJ=Freiwilliges Soziales Jahr. Mehrfachnennung bei Vorbildung war möglich, daher Gesamtprozentzahl >100%

114 der 326 Studierenden verfügten zu Beginn des Kurses bereits über eine berufliche Vorbildung (35%), davon 67 (20,6% der Gesamtkohorte) über eine medizinische Vorbildung. Bei 4,3% beinhaltete ein Freiwilliges Soziales Jahres, der Wehr- oder Ersatzdienstes oder eine andere Ausbildung gleichzeitig eine medizinische Vorbildung, weshalb in der Abbildung 39,3% über eine Vorbildung verfügten.

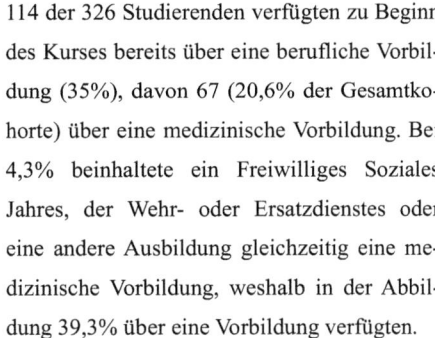

Abbildung 5: Ärzte in Familie und näherem Umfeld der Teilnehmer, Gesamtkohorte

Mehr als die Hälfte (58,9%) der Befragten gab an, im näheren Umfeld - also im Freundeskreis oder in Familie oder weiterer Verwandtschaft - jemanden zu haben, der im medizinischen Bereich arbeitet (vgl. Abb.5).

Trotzdem gaben nur 8,1% der Studierenden dies als Motivation zur Aufnahme des Medizinstudiums an und nur 5,6% meinten, durch ihr Umfeld für das Studium ermutigt worden zu sein. Wie aus Tabelle 3 ersichtlich wird, waren vielmehr das „Interesse am Themengebiet" (31,1%) und der „Wunsch, Verantwortung zu übernehmen und zu helfen" (23,6%) die Hauptmotivatoren für den Beginn des Medizinstudiums. Der „gute gesellschaftliche Stand des Arztes" (8%), das „gute Einkommen" (3,2%) und die „Perspektive, eine Praxis zu übernehmen" (2%) waren für 13,2% der Studierenden eine Motivation, das Studium zu beginnen.

Tabelle 3: Motivation für die Aufnahme des Medizinstudiums, Gesamtkohorte

	Häufigkeit	Gültige Prozente %
Interesse am Themengebiet	310	31,1
Wunsch, Verantwortung zu übernehmen und zu helfen	236	23,6
Arzt in Familie oder Freundeskreis	81	8,1
Guter gesellschaftlicher Stand des Arztes	79	8
Forschungsinteresse	62	6,2
Ermutigt durch Freunde/Familie/Bekannte	56	5,6
Vorbildung	47	4,7
Beste Ergebnisse im Abitur in naturwissenschaftlichen Fächern	44	4,4
Gutes Einkommen	32	3,2
Fehlende Alternativen	31	3,1
Perspektive, eine Praxis zu übernehmen	20	2
Gesamt	998*	100

(* Mehrfachnennungen möglich)

3.2 Standardisierte Instrumente und Lernstilinventar

Von den standardisierten Instrumenten werden im Folgenden nur die Ergebnisse des Neo-FFI und der relevanten Skala des FBM dargestellt, da die Fragebögen zur individuellen Belastung und der Stressverarbeitung im Mittelpunkt der parallel stattfindenden Studie standen.

3.2.1 FBM

Die Ergebnisse der Skala „Urteil PK", mit der der Stellenwert des Kurses für die Studierenden erhoben werden konnte, wurden mit denen der Referenzgruppe aus der Studie von Egbert (2005) verglichen. Da aufgrund der Codierung der Bewertungsskala ein niedriger Mittelwert eine hohe Bedeutung signalisiert, konnte festgestellt werden, dass der PK für die als Referenzgruppe dienende Gießener Kohorte eine statistisch höchstsignifikant höhere Bedeutung hatte als für die Angehörigen der untersuchten Ulmer Kohorte (vgl. Tab.4). Der Mittelwert der Skalen wurde jeweils aus allen abgegebenen und vollständig ausgefüllten Bögen gebildet. Da die Skala „Urteil PK" aus sechs Items besteht, konnte für die Skala theoretisch ein Mittelwert zwischen 0 und 24 erreicht werden.

Tabelle 4: FBM-Skala „Urteil PK", Vergleich mit der Gießener Referenzgruppe (Ein-Stichproben t-Test)

	Mittelwert Gießen	Mittelwert Ulm	Variablen	t-Wert	df	P
Urteil PK 2. Afz.	4,59 (±3,32)	6,38 (±4,12)	6	7,558	314	**0,000***
Urteil PK 3. Afz.	4,43 (±4,11)	5,61 (±4,11)	6	3,461	144	**0,001***

***=höchstsignifikant PK=Präparierkurs Afz.=Abfragezeitpunkt ±=Standardabweichung df=Freiheitsgrade
p=Irrtumswahrscheinlichkeit FBM=Fragebogen der Makroanatomie

Zusätzlich wurde die Skala „Urteil PK" auch im Verlauf für die Ulmer Kohorte untersucht. Hierbei konnte bei den Studierenden, die zu beiden Afz. den FBM ausgefüllt hatten, keine signifikante Veränderung zwischen dem zweiten und dritten Afz. festgestellt werden (vgl. Tab.5). In den ersten Afz. wurden die Items der Skala nicht aufgenommen.

Tabelle 5: FBM-Skala „Urteil PK" Vergleich 2. und 3. Afz. in Ulm (t-Test für verbundene Stichproben)

Mittelwert 2. Afz.	Mittelwert 3. Afz.	Items	t-Wert	df	p
5,553 (±4,07)	5,281 (±4,22)	6	1,02	120	**0,31**

PK=Präparierkurs Afz.=Abfragezeitpunkt ±=Standardabweichung df=Freiheitsgrade p=Irrtumswahrscheinlichkeit
FBM=Fragebogen der Makroanatomie

3.2.2 Neo-FFI

Im Vergleich zu der von Borkenau und Ostendorf (1993) beschriebenen Referenzgruppe zeigten sich für die in dieser Studie untersuchte Kohorte beim ersten Afz. sowohl bei männlichen als auch bei weiblichen Probanden höhere Werte in den Skalen „Verträglichkeit" und „Offenheit für Erfahrung" (vgl. Tab.6 und 7). Bei den weiblichen Studierenden ließen sich zudem höchstsignifikant höhere Werte in der Skala „Gewissenhaftigkeit" nachweisen.

Tabelle 6: Neo-FFI Vergleich mit der Referenzgruppe bei männlichen Studierenden zum 1. Afz. (Ein-Stichproben t-Test)

	Mittelwert Referenzgruppe	Mittelwert Ulm	t-Wert	df	p
Verträglichkeit	2,35 (±0,52)	2,45 (±0,51)	2,234	112	**0,027***
Offenheit für Erfahrung	2,65 (±0,53)	2,39 (±0,47)	-5,748	112	**0,000***

*=signifikant ***=höchstsignifikant ±=Standardabweichung df=Freiheitsgrade p=Irrtumswahrscheinlichkeit
Afz.=Abfragezeitpunkt Neo-FFI=Neo-Fünf-Faktoren Inventar (Persönlichkeitsfragebogen)

Tabelle 7: Neo-FFI Vergleich mit der Referenzgruppe bei weiblichen Studierenden zum 1. Afz. (Ein-Stichproben t-Test)

	Mittelwert Referenzgruppe	Mittelwert Ulm	t-Wert	df	p
Verträglichkeit	2,53 (±0,45)	2,67 (±0,46)	4,31	210	**0,000*****
Offenheit für Erfahrung	2,75 (±2,75)	2,52 (±0,47)	-7,226	210	**0,000*****
Gewissenhaftigkeit	2,53 (±0,64)	2,72 (±0,52)	5,165	210	**0,000*****

***=höchstsignifikant   ±=Standardabweichung   df=Freiheitsgrade   p=Irrtumswahrscheinlichkeit
Afz.=Abfragezeitpunkt   Neo-FFI= Neo-Fünf-Faktoren Inventar (Persönlichkeitsfragebogen)

3.2.3 Lernstilinventar

Tabelle 8: Lernstile im Längsschnitt (Wilcoxon-Test), Gesamtkohorte

	Mittelwert 1. Afz.	Mittelwert 3. Afz.	Z-Wert	p
Visuell	5,02 (±1,71)	4,32 (±1,74)	-4,377^a	**0,000*****
Auditiv	3,13 (±1,74)	3,37 (±1,95)	-1,177^b	**0,23**
Taktil	4,94 (±1,89)	5,31 (±2,17)	-1,918^b	**0,035***

*=signifikant ***=höchstsignifikant ±=Standardabweichung a=pos. Ränge b=neg. Ränge Afz.=Abfragezeitpunkt
p=Irrtumswahrscheinlichkeit

Bei den Ergebnissen des Fragebogens zu den präferierten Lernstilen der Studierenden (vgl. Tab.8) zeigte sich ein statistisch höchstsignifikanter Abfall im Bereich der visuellen Informationsvermittlung, wie dem Lesen und Studieren von Karten und Büchern. Gleichzeitig war ein signifikanter Anstieg in der Skala der taktilen Erfassung des Lernstoffs zu verzeichnen, während die Popularität des Lernens durch Hören sich nicht signifikant änderte. Somit wurde der zu Beginn am meisten verwandte visuelle Lernstil im Kursverlauf durch einen mehr auf das Taktile ausgerichteten ersetzt.

3.3 Faktorenanalyse

Der selbst erstellte Faktor „Bedeutung des PK" bestand aus 11 Items, die auf der folgenden Seite in der Tabelle 5 dargestellt sind. Dieser Faktor wurde unabhängig von der Faktorenanalyse konstruiert und die Ergebnisse wurden zum ersten und dritten Afz. erhoben.

Tabelle 9: Faktor „Bedeutung des PK", Gesamtkohorte

	Mittelwerte und Standardabweichung	
	1. Afz.	3. Afz
Halten Sie jetzt den PK für einen wesentlichen Teil des Medizinstudiums?	3,69 (±0,62)	3,76 (±0,57)
Halten Sie jetzt den PK für einen wesentlichen Bestandteil des vorklinischen Studienabschnitts?	3,61 (±0,68)	3,64 (±0,69)
Halten Sie die Kenntnis der Lehrinhalte des PK für eine zwingend notwendige Voraussetzung im klinischen Studienabschnitt?	3,42 (±0,79)	3,37 (±0,88)
Halten Sie den PK für eine zwingend notwendige Voraussetzung, um als Chirurg ärztlich tätig zu sein?	3,43 (±0,87)	3,24 (±1,03)
Halten Sie den PK für eine zwingend notwendige Voraussetzung, um als Internist ärztlich tätig zu sein?	2,96 (±0,95)	2,87 (±1,04)
Halten Sie den PK für eine zwingend notwendige Voraussetzung, um als Allgemeinmediziner ärztlich tätig zu sein?	2,89 (±0,95)	2,84 (±1,04)
Werden die Erfahrungen, die Sie im PK machen/machen werden, einen bedeutsamen Einfluss auf Ihre persönliche Entwicklung nehmen?	2,53 (±0,89)	2,84 (±0,91)
Wird der PK in Ihrem Leben ein einschneidendes Erlebnis (Meilenstein) darstellen?	2,44 (±1,08)	2,9 (±0,94)
Die Abschaffung des PK würde die Qualität des Medizinstudiums herabsetzen.	3,38 (±0,87)	3,22 (±1,07)
Der PK ist der wichtigste Kurs im Grundstudium.	2,95 (±0,95)	3,14 (±0,92)
Hätte die praktische Anatomieausbildung ohne die Präparation am Körperspender für Sie die gleiche Bedeutung?	1,02 (±1,05)	0,93 (±1,11)
Gesamt Crohnbach's Alpha	0,79	0,78

PK=Präparierkurs Afz.=Abfragezeitpunkt ±=Standardabweichung

Des Weiteren wurde eine orthogonal rotierte (Varimax) Faktorenanalyse durchgeführt, mit der Vorgabe, fünf Faktoren zu extrahieren. In den Tabellen 9-11 ist dargestellt, wie viele Items jedem der fünf Faktoren zugeordnet wurden und welchen Wert Crohnbach's alpha für den jeweiligen Faktor betrug. Hierzu ist anzumerken, dass sich mit der fünffaktoriellen Lösung zum ersten Afz. 27,77%, zum zweiten Afz. 29,94% und zum dritten Afz. 39,81% der Varianz erklären ließen. Welche Items zu den fünf Faktoren zusammengefasst wurden und wie viel die Ladungen der einzelnen Items betrugen, ist im Anhang ab Seite 118 dargestellt.

Tabelle 10: Faktorenanalyse mit 5 Faktoren, 1. Afz.

Faktor	Anzahl Variablen	Crohnbach's alpha
1	18	0,74
2	9	0,78
3	5	0,71
4	3	0,67
5	2	0,78

Afz.=Abfragezeitpunkt

Tabelle 11: Faktorenanalyse mit 5 Faktoren, 2. Afz.

Faktor	Anzahl Variablen	Crohnbach's alpha
1	11	0,73
2	9	0,79
3	5	0,73
4	5	0,73
5	4	0,68

Afz.=Abfragezeitpunkt

Tabelle 12: Faktorenanalyse mit 5 Faktoren, 3. Afz.

Faktor	Anzahl Variablen	Crohnbach's alpha
1	16	0,76
2	10	0,81
3	6	0,74
4	5	0,72
5	2	0,62

Afz.=Abfragezeitpunkt

Die Extraktion nach dem Kaiser-Guttmann-Kriterium (Eigenwert größer 1) ergab für den ersten Afz. 18 Faktoren (mit denen sich 50,61% der Varianz erklären ließen), für den zweiten Afz. 16 Faktoren (mit denen sich 50,92% der Varianz erklären ließen) und für den dritten Afz. 15 Faktoren (mit denen sich 61,41% der Varianz erklären ließen).

Nach den Kriterien des Screeplot wurde für den ersten Afz. eine dreifaktorielle und für die anderen beiden Afz. eine vierfaktorielle Lösung als optimal angenommen. Mit dieser Lösung hätten sich zum ersten Afz. 23,32% , zum zweiten Afz. 27,13% und zum dritten Afz. 36,48% der jeweiligen Varianz erklären lassen. Die Anzahl an Items und das Crohnbach's alpha der jeweiligen Faktoren sind in den Tabellen 12-14 dargestellt, während sich die Auflistung der einzelnen Items der jeweiligen Faktoren und die dazugehörigen Ladungen im Anhang ab Seite 118 befinden.

Tabelle 13: Faktorenanalyse mit 3 Faktoren, 1. Afz.

Faktor	Anzahl Variablen	Crohnbach's alpha
1	18	0,74
2	9	0,77
3	5	0,57

Afz.=Abfragezeitpunkt

Tabelle 14: Faktorenanalyse mit 4 Faktoren, 2. Afz.

Faktor	Anzahl Variablen	Crohnbach's alpha
1	11	0,73
2	9	0,79
3	5	0,63
4	4	0,73

Afz.=Abfragezeitpunkt

Tabelle 15: Faktorenanalyse mit 4 Faktoren, 3. Afz.

Faktor	Anzahl Variablen	Crohnbach's alpha
1	16	0,78
2	10	0,81
3	9	0,76
4	5	0,58

Afz.=Abfragezeitpunkt

Insbesondere wurde ein Faktor zur Bedeutung des Kurses benötigt, um anhand von Unterschieden in diesem Faktor Subgruppen bilden zu können. Zum zweiten Afz. waren die Items, welche explizit die Bedeutung des Kurses abfragen, nicht in den Fragebogen aufgenommen worden, so dass bei der

Suche nach einem Faktor zur Bedeutung des Kurses jeweils der erste Faktor der Faktorenanalysen vom ersten und dritten Afz. und der selbst formulierte Faktor „Bedeutung des PK" in Frage kam. Da auch die Einschätzung der Bedeutung im Verlauf untersucht werden sollte, sollten die Items des Faktors zur Bedeutung vor und nach dem Kurs, also zum ersten und dritten Afz. zu erheben sein. Nach Durchsicht der Items, die den jeweiligen Faktoren zugeordnet wurden, konnte jeweils der Faktor 1 als geeignet zur Bildung eines Faktors „Bedeutung" identifiziert werden. Der Faktor 1 bestand zum ersten Afz. sowohl bei der fünf- als auch bei der dreifaktoriellen Lösung aus 18 Items (vgl. Tab.9 und 12). Der Faktor 1 beim dritten Afz. bestand bei der fünf- bzw. vierfaktoriellen Lösung aus 16 Items (vgl. Tab.11 und 14), wobei 14 Items identisch waren, also beim ersten und dritten Afz. zum Faktor 1 gerechnet wurden. Acht dieser 14 Items waren gleichzeitig auch Bestandteil des selbst erstellten Faktors „Bedeutung des PK". Die Verwendung dieser 14 - beim ersten und dritten Afz. identischen - Items als Faktor „Bedeutung" wurde verworfen, da sich zum ersten Afz. ein Crohnbach's alpha von 0,66 und zum dritten Afz. von 0,76 berechnen ließ und somit beide Werte unter denen des eigenen Faktors „Bedeutung des PK" lagen.

3.4 Ranking

Zum ersten und dritten Afz. wurden die Teilnehmer gebeten, alle neun vorklinischen Fächer gemäß ihrer subjektiven Einschätzung hinsichtlich der Bedeutsamkeit für das Medizinstudium in eine Reihenfolge zu bringen. Dabei stand „1" für „am wichtigsten" und „9" für „am wenigsten wichtig".

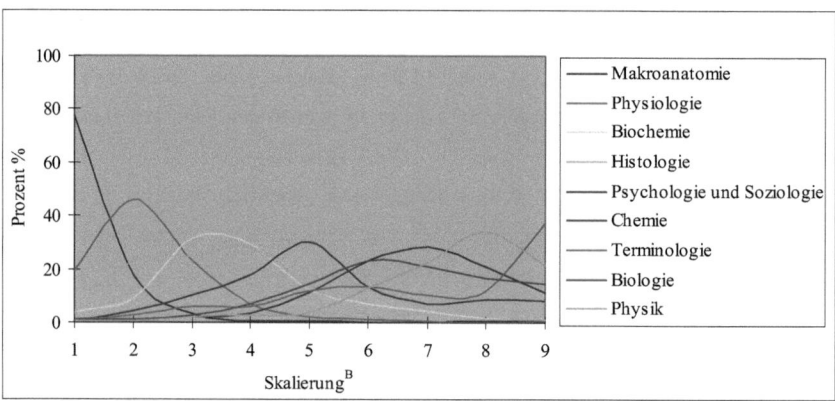

Abbildung 6: Ranking der 9 vorklinischen Fächer (Wilcoxon-Test), [B] Skalierung: 1=am wichtigsten bis 9=am wenigsten wichtig 1. Abfragezeitpunkt

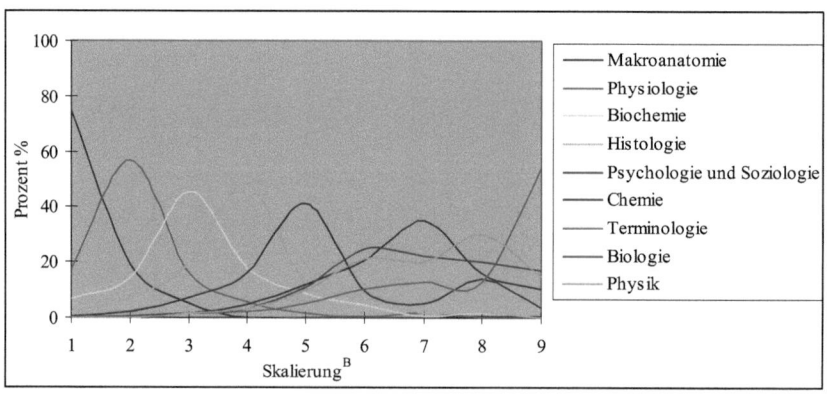

Abbildung 7: Ranking der 9 vorklinischen Fächer (Wilcoxon-Test), [B] Skalierung: 1=am wichtigsten bis 9=am wenigsten wichtig 3. Abfragezeitpunkt

Es konnte keine signifikante Veränderung der Ergebnisse zwischen Beginn und Ende des Kurses für die Makroanatomie festgestellt werden. Wie auf der vorherigen Seite dargestellt (vgl. Abb.6), bewertete die eindeutige Mehrheit der Studierenden (77,4% respektive 74,5%) die makroskopische Anatomie als den bedeutsamsten Kurs der Vorklinik. Somit bewerteten 95% beim ersten Afz. und 93,5% beim dritten Afz. den PK als wichtigsten oder zweitwichtigsten Kurs der Vorklinik, gefolgt von Physiologie und Biochemie.

3.5 Faktor „Bedeutung des PK"

Im Folgenden werden zunächst die deskriptiven Ergebnisse der Variablen vorgestellt, aus denen der im Methodikteil besprochene Faktor „Bedeutung des PK" gebildet wurde. Es werden jeweils die Ergebnisse der ersten und dritten Befragung dargestellt, also vor und nach dem Kurs.

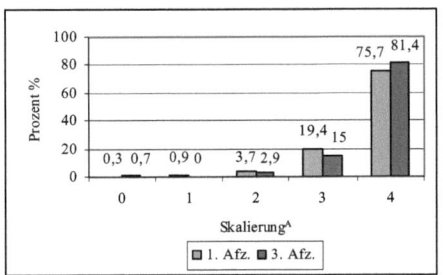

Abbildung 8: Halten Sie jetzt den Präparierkurs für einen wesentlichen Teil des Medizinstudiums?

^ 0=Nein, trifft gar nicht zu 1=Trifft kaum zu 2=Trifft möglicherweise zu 3=Trifft wahrscheinlich zu 4=Ja, trifft zu, Afz.=Abfragezeitpunkt

Hinsichtlich der Bedeutung des PK für den vorklinischen und klinischen Abschnitt und im Hinblick auf das gesamte Medizinstudium ergab sich ein homogenes Bild. Bereits vor Beginn des Kurses evaluierten die Studierenden die makroskopische Anatomie als wesentlichen Bestandteil des gesamten Studiums (vgl. Abb.7) und der Vorklinik (vgl. Abb.9). Gleichzeitig erachteten sie die Kenntnis der Kursinhalte als zwingend nötig für den weiteren Verlauf ihres Studiums (vgl. Abb.8).

Die Bedeutsamkeit wird durch die hohen Mittelwerte von 3,61 (±0,68) für die Vorklinik, 3,42 (±0,79) für den klinischen Abschnitt und 3,69 (±0,62) für das gesamte Studium beim ersten Afz. signalisiert. Diese Einschätzung verstärkte sich im Laufe des Kurses noch. Am letzten Afz. erachteten über 95% der Studienteilnehmer den Kurs als sicher oder wahrscheinlich wesentlich für das gesamte Medizinstudium (Mittelwert 3,76 (±0,57)). Über 90% der Befragten sahen dies so in Bezug auf das vorklinische Curriculum (Mittelwert 3,64 ±0,69) und über 85% im Hinblick auf den klinischen Studienabschnitt (Mittelwert 3,37 (± 0,88) (vgl. Abb.8 und 9).

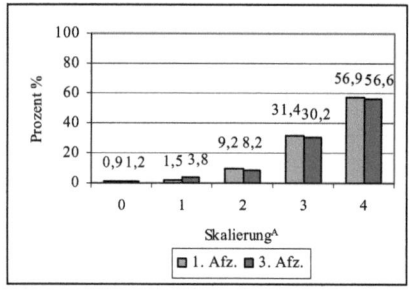
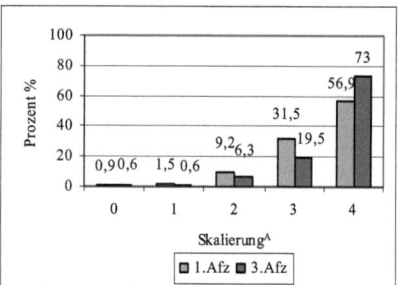

Abbildung 9: Halten Sie zum jetzigen Zeitpunkt Ihrer Ausbildung die Kenntnis der Lehrinhalte des Präparierkurses für eine zwingend notwendige Voraussetzung im klinischen Studienabschnitt?

^A 0=Nein, trifft gar nicht zu 1=Trifft kaum zu 2=Trifft möglicherweise zu 3=Trifft wahrscheinlich zu 4=Ja, trifft zu
Afz.=Abfragezeitpunkt

Abbildung 10: Halten Sie jetzt den Präparierkurs für einen wesentlichen Bestandteil des vorklinischen Studienabschnitts?

^A 0=Nein, trifft gar nicht zu 1=Trifft kaum zu 2=Trifft möglicherweise zu 3=Trifft wahrscheinlich zu 4=Ja, trifft zu
Afz.=Abfragezeitpunkt

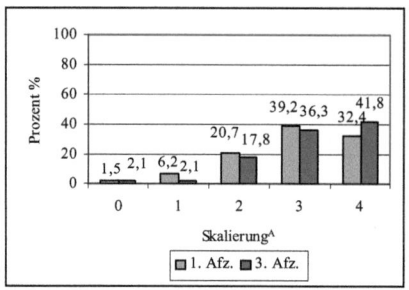

Abbildung 11: Der Präparierkurs ist der wichtigste Kurs im Grundstudium.

^A 0=Nein, trifft gar nicht zu 1=Trifft kaum zu 2=Trifft möglicherweise zu 3=Trifft wahrscheinlich zu 4=Ja, trifft zu
Afz.=Abfragezeitpunkt

Parallel dazu hielten auch 78,1% der Studienteilnehmer zum dritten Afz. den PK für den wichtigsten Kurs des Grundstudiums (vgl. Abb.18). Die Zunahme der Mittelwerte von 2,95 (±0,95) auf 3,14 (±0,92) im Kursverlauf bestätigt diese Tendenz der zunehmenden Bedeutung für die gesamte Kohorte und zeigt, dass Erwartungen bezüglich der Wichtigkeit des Kurses in der Vorklinik übertroffen wurden, obwohl sie bereits vor Beginn des Kurses hoch waren.

Zur konkreten Bedeutung des Kurses als Voraussetzung, um als Facharzt ärztlich tätig zu sein befragt, zeigte sich in den drei Diagrammen Abb. 11, 12, und 13 ein positives Meinungsbild.

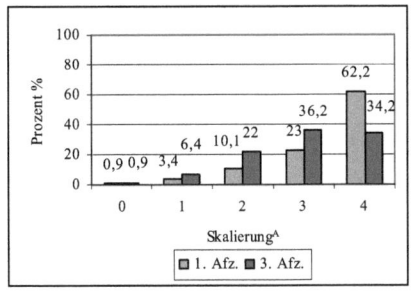

Abbildung 12: Halten Sie den Präparierkurs für eine zwingend notwendige Voraussetzung, um als Chirurg ärztlich tätig zu sein?

[A] 0=Nein, trifft gar nicht zu 1=Trifft kaum zu 2=Trifft möglicherweise zu 3=Trifft wahrscheinlich zu 4=Ja, trifft zu
Afz.=Abfragezeitpunkt

Vor allen Dingen für eine chirurgische Tätigkeit erschienen die im PK erworbenen Fähigkeiten 85,2% (zum ersten Afz.) bzw. 70,4% (zum dritten Afz.) den Studierenden als wahrscheinlich oder sicher zwingend notwendig (vgl. Abb.11). Allerdings lassen die Abbildung und der Abfall der Mittelwerte von 3,43 (±0,87) auf 3,24 (±1,03) erkennen, dass die Studierenden den PK im Nachhinein als weniger essentiell für ein chirurgisches Fachgebiet erachteten als noch vor dem Kurs. Dieser Abfall war allerdings statistisch nicht signifikant (p=0,098).

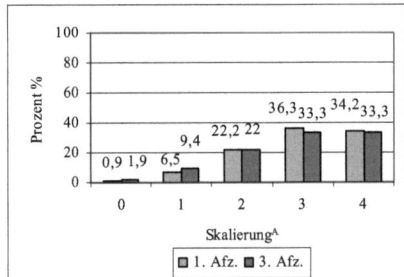

Abbildung 13: Halten Sie den Präparierkurs für eine zwingend notwendige Voraussetzung, um als Internist ärztlich tätig zu sein?

[A] 0=Nein, trifft gar nicht zu 1=Trifft kaum zu 2=Trifft möglicherweise zu 3=Trifft wahrscheinlich zu 4=Ja, trifft zu
Afz.=Abfragezeitpunkt

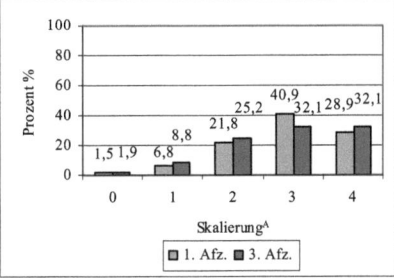

Abbildung 14: Halten Sie den Präparierkurs für eine zwingend notwendige Voraussetzung, um als Allgemeinmediziner ärztlich tätig zu sein?

[A] 0=Nein, trifft gar nicht zu 1=Trifft kaum zu 2=Trifft möglicherweise zu 3=Trifft wahrscheinlich zu 4=Ja, trifft zu
Afz.=Abfragezeitpunkt

Anders als im Hinblick auf eine Facharztausbildung zum Chirurgen, blieben die Mittelwerte für die Innere Medizin (2,96 (±0,95) beim ersten Afz. und 2,87 (±1,04) beim dritten Afz.) und für die Allgemeinmedizin (2,89 (±0,95) beim ersten Afz. und 2,84 (±1,04) beim dritten Afz.) relativ konstant.

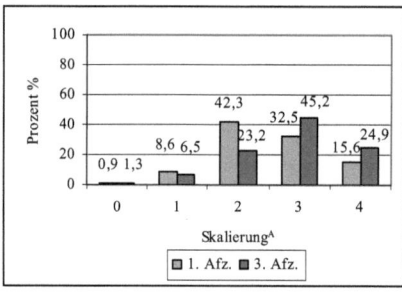

Abbildung 15: Werden die Erfahrungen, die Sie im Präparierkurs machen, einen bedeutsamen Einfluss auf Ihre persönliche Entwicklung nehmen?

^A 0=Nein, trifft gar nicht zu 1=Trifft kaum zu 2=Trifft möglicherweise zu 3=Trifft wahrscheinlich zu 4=Ja, trifft zu
Afz.=Abfragezeitpunkt

Nach dem Einfluss des PK auf die persönliche Entwicklung und das eigene Leben befragt, zeigten sich die Studierenden vor Beginn des Kurses unsicher, wie aus den nebenstehenden Diagrammen zu ersehen ist. Bei beiden Fragen entschied sich zum ersten Afz. die Mehrheit für „trifft möglicherweise zu" (42,3% in Abb.15 bzw. 31,6% in Abb.16).

Beim letzten Afz. evaluierte jedoch die Mehrheit der Studierenden die Aussagen als „wahrscheinlich zutreffend" (45,2% und 41,6%). Gleichzeitig war auch eine Zunahme an Personen zu verzeichnen, die die Frage mit „Ja, trifft zu" beantworteten.

Insgesamt wurde der PK somit im Verlauf zunehmend als bedeutsam für die persönliche Entwicklung beschrieben (Mittelwerte 2,53 (±0,89) zum ersten Afz. und 2,84 (±0,91) zum dritten Afz.) und als einschneidendes Erlebnis wahrgenommen (Mittelwerte 2,44 (±1,08) zum ersten Afz. und 2,9 (±0,94) zum dritten Afz.).

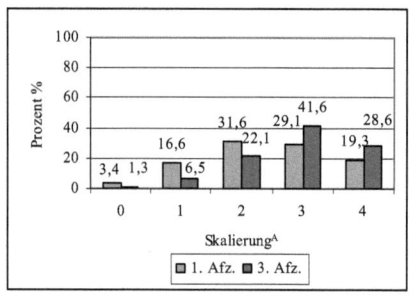

Abbildung 16: Wird der Präparierkurs in Ihrem Leben ein einschneidendes Erlebnis darstellen?

^A 0=Nein, trifft gar nicht zu 1=Trifft kaum zu 2=Trifft möglicherweise zu 3=Trifft wahrscheinlich zu 4=Ja, trifft zu
Afz.=Abfragezeitpunkt

Aus der Abbildung 17 ist zu ersehen, dass die Mehrheit der Studierenden sowohl vor wie nach dem Kurs der Meinung war, dass das Medizinstudium durch die Abschaffung des PK eine Qualitätsminderung erfahren würde. Zwischen dem ersten und dem dritten Afz. war ein leichter Abfall der Mittelwerte von 3,38 (±0,87) auf 3,22 (±1,07) zu verzeichnen, der aber statistisch nicht signifikant war (p=0,665). Andererseits waren auch nach Abschluss des Kurses 80,2% der Teilnehmer der Meinung, dass das Fehlen eines PK sicher oder wahrscheinlich die Qualität des Curriculums negativ beeinflussen würde. Parallel dazu verneinte eine deutliche Mehrheit der Befragten bereits vor dem Kurs, dass die Bedeutsamkeit des Anatomiekurses ohne die Körperspender für sie dieselbe wäre und fühlte sich durch die Teilnahme am Kurs in dieser Einschätzung bestätigt (Mittelwert 1,02 (±1,05) zum ersten Afz. und 0,93 (±1,11) zum dritten Afz.). Auf der einen Seite stieg die Anzahl an Studierenden, für die die Körperspender zum dritten Afz. wahrscheinlich oder sicher entbehrlich für die Anatomieausbildung wäre, um 2,7%. Auf der anderen Seite war eine Zunahme von 8,1% an Studierenden zu verzeichnen, für die die Anatomieausbildung ohne Körperspender nicht die gleiche Bedeutung hätte. Insgesamt ergab sich somit keine statistisch signifikante Veränderung (p=0123).

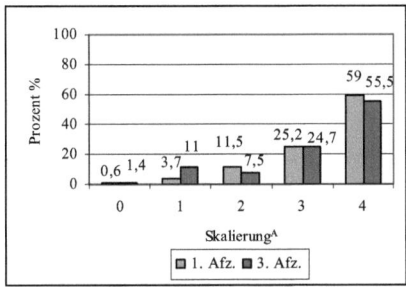
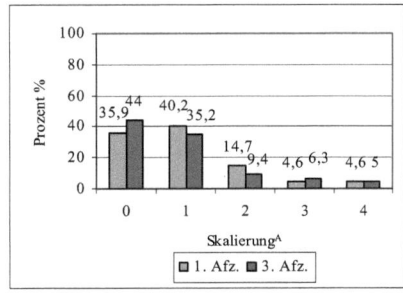

Abbildung 17: Die Abschaffung des Präparierkurses würde die Qualität des Medizinstudiums herabsetzen.

Abbildung 18: Hätte die praktische Anatomieausbildung ohne die Präparation am Körperspender für Sie die gleiche Bedeutung?

[A] 0=Nein, trifft gar nicht zu 1=Trifft kaum zu 2=Trifft möglicherweise zu 3=Trifft wahrscheinlich zu 4=Ja, trifft zu
Afz.=Abfragezeitpunkt

[A] 0=Nein, trifft gar nicht zu 1=Trifft kaum zu 2=Trifft möglicherweise zu 3=Trifft wahrscheinlich zu 4=Ja, trifft zu
Afz.=Abfragezeitpunkt

3.6 Ergebnisse der Hypothesen

3.6.1 Hypothesen zu Fachwissen

1a. Die Anzahl der Studierenden, die der Meinung sind, dass das anatomische Faktenwissen nicht ohne die Präparation am Körperspender vermittelt werden kann, nimmt im Verlauf des Kurses signifikant zu.

1b. Die Studierenden sind nach dem PK signifikant mehr der Meinung, dass es hilfreich ist, theoretisch erworbenes Wissen am Körperspender nachvollziehen zu können, dass selbst präparierte Bereiche besser im Gedächtnis bleiben und dass das Verständnis von anatomischer Topographie und Größenverhältnissen durch die Arbeit am Körperspender verbessert wird.

Tabelle 16: Kann das anatomische Fachwissen auch ohne die Präparation am Körperspender vermittelt werden?

Vergleich 1. und 3. Abfrage, Wilcoxon-Test

	1. Afz.	3. Afz.
Mittelwerte	1,74 (±1,09)	1,59 (±1,2)
Z-Wert	-1,977 [b]	
p	0,048*	

b=pos.Ränge *=signifikant ±=Standardabweich-ung Afz.=Abfragezeitpunkt p=Irrtumswahrscheinlichkeit

Mittelwerte bezogen auf eine Skala von „0=Nein, trifft gar nicht zu" bis „4=Ja, trifft zu"

Tabelle 17: Ich erwarte/ich mache die Erfahrung, dass Bereiche die ich selbst präpariert habe, mir besser im Gedächtnis bleiben.

Vergleich 1. und 2. Abfrage, Wilcoxon-Test

	1. Afz.	2. Afz.
Mittelwerte	3,12 (±0,63)	3,95 (±1,05)
Z-Wert	-2,601 [b]	
p	0,009**	

b=pos.Ränge **=hochsignifikant ±=Standardabweichung Afz.=Abfragezeitpunkt p=Irrtumswahrscheinlichkeit

Mittelwerte bezogen auf eine Skala von „0=Nein, trifft gar nicht zu" bis „4=Ja, trifft zu"

Wie aus der Tabelle 15 zu ersehen, konnte die Hypothese 1a bestätigt werden; beim Vergleich der Aussagen bezüglich der Dissektion als unverzichtbares Instrument für den Erwerb anatomischen Fachwissens, lassen sich signifikante Unterschiede in der Beantwortung der Frage vor und nach dem Kurs erkennen. Nach Abschluss des Kurses tendierten die Studierenden signifikant mehr zu der Einschätzung, dass anatomisches Fachwissen nicht ohne Körperspender vermittelt werden kann, als sie dies bei der ersten Befragung angaben. Der Mittelwert zum zweiten Afz. lag mit 1,61 (±1,13) zwischen den Werten des ersten und dritten Afz. Die Hypothese 1b konnte nur in einem der drei Aspekte bestätigt werden (vgl. Tab.16). Die Bewertung der Aussage, dass selbst präparierte Bereiche besser erinnert werden als andere, erfuhr in der Beurteilung durch die Befragten eine hochsignifikante Zunahme der Zustimmung. In der Bewertung des Körperspenders als Hilfe, theoretische Sachverhalte nachzuvollziehen und besser zu verstehen, ließen sich keine signifikanten Änderungen feststellen (p=0,289), sondern nur ein leichter Abfall der Mittelwerte (von 3,62 (±0,62) auf 3,44 (±0,77)). Auch die Einschätzung, inwieweit das Verständnis von Größenverhältnissen und Topographie durch die Präparation verbessert wird, änderte sich nicht signifikant im Kursverlauf (p=0,833), bei einem Mittelwertabfall von 3,54 (±0,72) auf 3,45 (±0,76). Die hohen Mittelwerte und die Häufigkeitsverteilung dieser beiden Items (vgl. Abb.18 und 19) zeigen, dass die Studierenden die Rolle des Körperspenders insgesamt aber positiv bewerteten. Die Werte für diese Items liegen für den dritten Afz. nicht vor.

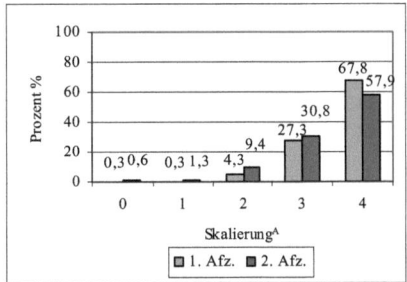
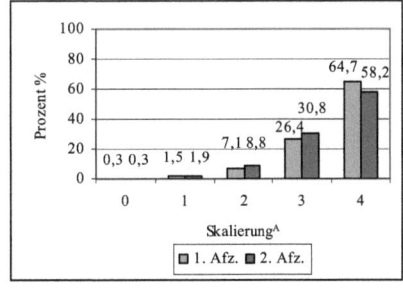

Abbildung 19: Ich denke, es ist hilfreich, theoretisch erworbenes Wissen aus Atlanten und Lehrbüchern im Gesamtkontext am Körperspender nachzuvollziehen.

[A] 0=Nein, trifft gar nicht zu 1=Trifft kaum zu 2=Trifft möglicherweise zu 3=Trifft wahrscheinlich zu 4=Ja, trifft zu Afz.=Abfragezeitpunkt

Abbildung 20: Ich denke, dass das Arbeiten am Körperspender mein bisheriges Verständnis von Topographien und Größenverhältnissen (erheblich) erweitert hat

[A] 0=Nein, trifft gar nicht zu 1=Trifft kaum zu 2=Trifft möglicherweise zu 3=Trifft wahrscheinlich zu 4=Ja, trifft zu Afz.= Abfragezeitpunkt

Im Kontext der Frage, wie die Teilnehmer rein fachlich vom PK profitierten, werden an dieser Stelle auch die Ergebnisse der von den Teilnehmern beurteilten Verbesserungsvorschläge für die Kursstruktur dargestellt, die während und nach dem Kurs erfasst wurden. Wie aus Abbildung 21 ersichtlich, sprachen sich relativ viele Studierende dafür aus, die Arbeit an den Körperspendern durch Computerprogramme zu ergänzen. Die Mittelwerte betrugen 2,40 (±1,19) zum zweiten Afz. und 2,25 (±1,21) zum dritten Afz., allerdings konnte keine signifikante Veränderung festgestellt werden. Im Gegensatz dazu waren die Teilnehmer während und nach dem Kurs jedoch strikt dagegen, einzelne Themen komplett zu ersetzen (vgl. Abb. 22). Eine Meinung, die sich im Kursverlauf ebenfalls - wenn auch statistisch nicht signifikant - verstärkte (Mittelwert 0,86 (±1,09) bzw. 0,76 (±1,08)).

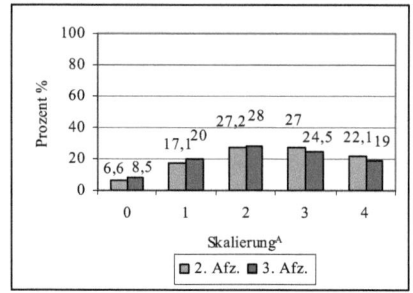 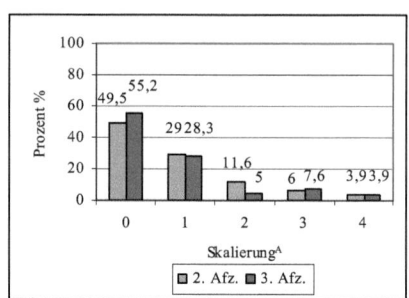

Abbildung 21: Ich denke, manche Inhalte könnten durch Computerprogramme gut ergänzt werden.

Abbildung 22: Ich denke, manche Inhalte könnten durch Computerprogramme vollständig ersetzt werden.

[A] 0=Nein, trifft gar nicht zu 1=Trifft kaum zu 2=Trifft möglicherweise zu 3=Trifft wahrscheinlich zu 4=Ja, trifft zu
Afz.=Abfragezeitpunkt

[A] 0=Nein, trifft gar nicht zu 1=Trifft kaum zu 2=Trifft möglicherweise zu 3=Trifft wahrscheinlich zu 4=Ja, trifft zu
Afz.=Abfragezeitpunkt

Es wurde zudem erhoben, welche Kursinhalte nach Meinung der Studierenden besonders gut durch entsprechende Programme ergänzt oder ersetzt werden könnten. Dabei konnten die Studierenden Mehrfachnennungen vorzunehmen, so dass sich die prozentualen Ergebnisse jeweils auf die Gesamtheit der angekreuzten Items beziehen. Zunächst fiel auf, dass parallel zum oben Beschriebenen die Zahl der Nennungen insgesamt abnahm und somit die Teilnehmer nach dem Kurs bei weniger Kursinhalten überhaupt einen Bedarf sahen, diese zu ergänzen (839 Nennungen beim zweiten Afz. und 378 zum dritten Afz.) oder zu ersetzen (170 versus 74 Nennungen).

Des Weiteren wurde ersichtlich (vgl. Tab.13-16), dass die Priorität der Kursinhalte, die, den Wünschen der Studierenden nach, ergänzt oder ersetzt werden sollten, gleich blieb. Demnach hielten die Studierenden Computerprogramme vor allem für die Vermittlung klinischer Inhalte und den Themenblock des zentralen Nervensystems für geeignet, gefolgt von der Verdeutlichung des Verlaufs von Gefäßen und Nerven und der Topographie innerer Organe. Auf Knochenstrukturen und den Aufbau der inneren Organe entfielen jeweils weniger als 10% der Nennungen.

Tabelle 18: Welche Inhalte sollten durch ein Computerprogramm ergänzt werden?

2. Abfragezeitpunkt, Mehrfachnennungen möglich

Skalierung	Häufigkeit	Prozent
Klinische Elemente	177	21,2
Zentrales Nervensystem	165	19,7
Verläufe von Nerven, Arterien und Venen	139	16,6
Topographien der inneren Organe	120	14,3
Ursprung, Ansatz, Verlauf von Muskeln	112	13,2
Knochenstrukturen	73	8,7
Aufbau/Gliederung der inneren Organe	53	6,3
Gesamt	839	

Tabelle 19: Welche Inhalte sollten durch ein Computerprogramm ergänzt werden?

3. Abfragezeitpunkt, Mehrfachnennungen möglich

Skalierung	Häufigkeit	Prozent
Klinische Elemente	77	20,7
Zentrales Nervensystem	79	20,6
Verläufe von Nerven, Arterien und Venen	74	19,5
Topographien der inneren Organe	58	15,5
Ursprung, Ansatz, Verlauf von Muskeln	49	12,9
Knochenstrukturen	22	5,9
Aufbau/Gliederung der inneren Organe	19	4,9
Gesamt	378	

Tabelle 20: Welche Inhalte sollten durch ein Computerprogramm ersetzt werden?

2. Abfragezeitpunkt, Mehrfachnennungen möglich

Skalierung	Häufigkeit	Prozent
Klinische Elemente	50	29,4
Zentrales Nervensystem	33	19,6
Verläufe von Nerven, Arterien und Venen	27	15,9
Topographien der inneren Organe	17	9,8
Ursprung, Ansatz, Verlauf von Muskeln	15	8,9
Knochenstrukturen	15	8,9
Aufbau/Gliederung der inneren Organe	13	7,5
Gesamt	170	100

Tabelle 21: Welche Inhalte sollten durch ein Computerprogramm ersetzt werden?

3. Abfragezeitpunkt, Mehrfachnennungen möglich

Skalierung	Häufigkeit	Prozent
Klinische Elemente	27	36,5
Zentrales Nervensystem	17	22,9
Verläufe von Nerven, Arterien und Venen	9	12,2
Topographien der inneren Organe	9	12,2
Ursprung, Ansatz, Verlauf von Muskeln	7	9,4
Knochenstrukturen	3	4,1
Aufbau/Gliederung der inneren Organe	2	2,7
Gesamt	74	100

3.6.2 Teamgeist/Teamfähigkeit

Hypothese 2a. Es wird erwartet, dass die Teilnehmer nach Ende des Kurses mehr der Meinung sind, dass der Präparierkurs die Bildung eines starken Gemeinschaftsgefühls fördert, als sie dies zu Beginn des Kurses sind.

Tabelle 22: Ich erwarte/bemerkte, dass sich im Laufe des Kurses ein starkes Gemeinschaftsgefühl entwickelt/entwickelt hat, da alle dasselbe große Ziel verfolgen.

Vergleich 1. und 3. Abfrage, Wilcoxon-Test

	1. Afz.	3. Afz.
Mittelwerte	2,29 (±1,06)	2,78 (±1,1)
Z-Wert		-3,484[a]
p		0,000***

a=neg. Ränge ***=höchstsignifikant ±=Standardabweichung Afz.=Abfragezeitpunkt p=Irrtumswahrscheinlichkeit

Mittelwerte bezogen auf eine Skala von „0=Nein, trifft gar nicht zu" bis „4=Ja, trifft zu"

Die Hypothese 2a konnte, wie aus der nebenstehenden Tabelle ersichtlich, bestätigt werden. Die Zustimmung am Ende des Kurses war höchstsignifikant höher als bei der ersten Befragung; der Mittelwert in der Mitte des Kurses lag bei 2,35 (±1,13).

Hypothese 2b. Es wird erwartet, dass die Teilnehmer den Eindruck haben, dass sich im Verlauf des Kurses die Teamfähigkeit der Studierenden verbessert.

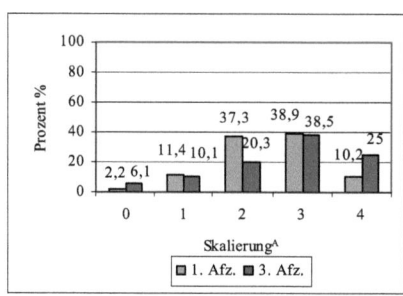

Abbildung 23: Es wird erwartet, dass die Teilnehmer den Eindruck haben, dass sich im Verlauf des Kurses die Teamfähigkeit der Studierenden verbessert.

[A] 0=Nein, trifft gar nicht zu 1=Trifft kaum zu 2=Trifft möglicherweise zu 3=Trifft wahrscheinlich zu 4=Ja, trifft zu
Afz.=Abfragezeitpunkt

Die Hypothese 2b musste verworfen werden, da sich die Teamfähigkeit der Teilnehmer, so das Urteil der Studierenden, insgesamt nicht signifikant (p=0,127) änderte. Der Mittelwert stieg im Kursverlauf von 2,44 (±1,07) auf 2,66 (±1,14) an. Zum dritten Afz. entschieden sich knapp 15% mehr Studierende für „Ja, trifft zu", andererseits stieg auch die Zahl derjenigen, die dies für überhaupt nicht zutreffend hielten um 3,8%. Der geringste Mittelwert zeigte sich mit 2,36 (±1,07) zum zweiten Afz.

Hypothese 2c. Es wird erwartet, dass Teamfähigkeit nach dem Kurs als signifikant wichtiger eingeschätzt wird als vor dem Kurs.

Hypothese 2d. Es wird erwartet, dass in der Wahrnehmung der Studierenden die Teilnehmer in den Gruppen signifikant besser miteinander zu recht kommen und freundschaftlicher miteinander umgehen, als sie dies vor Beginn des Kurses erwartet hatten.

Tabelle 23: Ich glaube nicht, dass Teamfähigkeit notwendig ist, um eine effektive Lernsituation im Präparierkurs zu schaffen.

Vergleich 1. und 3. Abfrage, Wilcoxon-Test

	1. Afz.	3. Afz.
Mittelwerte	1,47 (±1,27)	1,02 (±1,4)
Z-Wert		-2,953[a]
p		0,003**

a=neg. Ränge **=hochsignifikant ±=Standardabweichung Afz.=Abfragezeitpunkt p=Irrtumswahrscheinlichkeit

Mittelwerte bezogen auf eine Skala von „0=Nein, trifft gar nicht zu" bis „4=Ja, trifft zu"

Tabelle 24: Ich erwarte, mit allen gut zu recht zu kommen und neue Freundschaften zu knüpfen./Ich kam mit allen gut zu recht und konnte neue Freundschaften knüpfen.

Vergleich 1. und 3. Abfrage, Wilcoxon-Test

	1. Afz.	3. Afz.
Mittelwerte	2,63 (±0,92)	3,14 (±0,94)
Z-Wert		-3,496[a]
p		0,000***

a=neg. Ränge ***=höchstsignifikant ±=Standardabweichung Afz.=Abfragezeitpunkt p=Irrtumswahrscheinlichkeit

Mittelwerte bezogen auf eine Skala von „0=Nein, trifft gar nicht zu" bis „4=Ja, trifft zu"

Die Hypothesen 2c und 2d konnten beide bestätigt werden. Es ließ sich bei beiden eine hoch- bzw. höchstsignifikante (p=0,003 bzw. p=0,000) Veränderung beobachten. Die Studierenden maßen Teamfähigkeit - als Vorraussetzung für eine effektive Lernsituation im Kurs - retrospektiv eine eminent höhere Bedeutung bei als zu Beginn. Damals hatte ein geringerer Anteil (vgl. Tab.22) Teamfähigkeit als eine Notwendigkeit für das Funktionieren des Kurses gesehen. Ähnliches ist der Tabelle 23 zur Hypothese 2d zu entnehmen: zu ihren Erwartungen befragt, wie sie in den Gruppen im Kurs mit ihren Kommilitonen zu recht kommen werden und letztendlich zu recht kamen, ergab sich ein vergleichbares Bild. Die Studierenden harmonierten in den Gruppen laut eigenen Angaben deutlich besser und schlossen eher Freundschaften, als es ihren Erwartungen entsprach. Bei beiden Hypothesen lag der Mittelwert zum zweiten Afz. zwischen den Werten des ersten und dritten Afz. (1,22 (±1,14) für die Hypothese 2c und 2,93 (±0,91) für die Hypothese 2d).

3.6.3 Reflexion über Tod, Sterben und ethische Fragestellungen

Hypothese 3a. Die Einschätzung der Teilnehmer, dass die Konfrontation mit dem Körperspender die gedankliche Auseinandersetzung mit dem Thema Tod und Sterben bzw. mit ethischen Fragestellungen fördert, steigt signifikant im Verlauf des Kurses.

Hypothese 3b. Die Einschätzung der Teilnehmer, dass die Konfrontation mit dem Körperspender die Motivation der Studierenden, sich über das Thema Tod und Sterben untereinander auszutauschen, fördert, steigt signifikant im Verlauf des Kurses.

Tabelle 25: Denken Sie, dass die Konfrontation mit dem Körperspender eher zur gedanklichen Auseinandersetzung mit Tod und Sterben (bzw. mit ethischen Fragestellungen) motiviert als das Lernen an Modellen?

Vergleich 1. und 3. Abfrage, Wilcoxon-Test

	1. Afz.	3. Afz.
Mittelwerte	3,01 (±1,11)	2,29 (±1,25)
Z-Wert	-5,165[a]	
p	0,000***	

a=neg. Ränge ***=höchstsignifikant ±=Standardabweichung Afz.=Abfragezeitpunkt p=Irrtumswahrscheinlichkeit

Mittelwerte bezogen auf eine Skala von „0=Nein, trifft gar nicht zu" bis „4=Ja, trifft zu"

Tabelle 26: Denken Sie, dass die Konfrontation mit dem Körperspender eher zu einem Gespräch mit Ihren Kommilitonen zum Thema Tod und Sterben motiviert als das Lernen an Modellen?

Vergleich 1. und 3. Abfrage, Wilcoxon-Test

	1. Afz.	3. Afz.
Mittelwerte	3,07 (±1,02)	2,15 (±1,29)
Z-Wert	-6,344[a]	
p	0,000***	

a=neg. Ränge ***=höchstsignifikant ±=Standardabweichung Afz.=Abfragezeitpunkt p=Irrtumswahrscheinlichkeit

Mittelwerte bezogen auf eine Skala von „0=Nein, trifft gar nicht zu" bis „4=Ja, trifft zu"

Diese Hypothesen mussten abgelehnt werden. Anders als erwartet waren die Studierenden nach dem Ende des Kurses höchstsignifikant weniger der Meinung, durch die wöchentliche Arbeit am Präpariertisch zur gedanklichen Auseinandersetzung mit Tod und Sterben motiviert worden zu sein, als vor dem PK erwartet. Dies trifft auch auf die durch den Körperspender vermittelte Motivation zu, sich über ethische Fragestellungen mit Kommilitonen auszutauschen. Die hohen Mittelwerte zum ersten Afz. machen die hohe Erwartungshaltung vor dem Kurs deutlich, während die Mittelwerte mit 2,27 (±1,27) für die Hypothese 3a und 2,01 (±1,29) für die Hypothese 3b ihren geringsten Wert in der Kursmitte erreichten.

Hypothese 3c. Es wird erwartet, dass sich die Einstellung der Studierenden zu ihrer eigenen Sterblichkeit im Verlauf des Kurses signifikant ändert.

Tabelle 27: Ich bin davon überzeugt, dass der Präparierkurs meine Einstellung zu meiner eigenen Sterblichkeit verändern wird/verändert hat.

Vergleich 1. und 3. Abfrage, Wilcoxon-Test

	1. Afz.	3. Afz.
Mittelwerte	1,88 (±1,03)	1,64 (±1,12)
Z-Wert		-2,669[a]
p		**0,008****

a=neg. Ränge **=hochsignifikant ±=Standardabweichung Afz.=Abfragezeitpunkt p=Irrtumswahrscheinlichkeit

Mittelwerte bezogen auf eine Skala von „0=Nein, trifft gar nicht zu" bis „4=Ja, trifft zu"

Während die ersten beiden Aspekte der dritten Hypothese abgelehnt werden mussten, konnte die Hypothese 3c bestätigt werden, allerdings war auch hier ein Abfall der Werte zu verzeichnen. Der niedrigste Mittelwert war mit 1,56 (±1,16) zum zweiten Afz. feststellbar; auch der Mittelwert des dritten Afz. lag unter dem Ausgangswert. Es wiesen somit alle zum Thema Tod und Sterben formulierten Hypothesen einen Abfall der Werte auf.

3.6.4 Zeitmanagement, Selbstdisziplin und Frustrationstoleranz

Hypothese 4a. Es wird erwartet, dass sich die Studierenden am Ende des Kurses eine signifikant verbesserte Fähigkeit, eigene Bedürfnisse aufzuschieben ohne dadurch frustriert oder niedergeschlagen zu werden (Frustrationstoleranz,) bescheinigen, als im Verlauf des Kurses.

Hypothese 4b. Es wird erwartet, dass sich das Zeitmanagement, die Selbstorganisation und die Selbstdisziplin der Teilnehmer - ihrer Einschätzung nach - im Laufe des Kurses signifikant verbessern.

Tabelle 28: Meine Fähigkeit, eigene Bedürfnisse aufzuschieben, ohne dadurch unzufrieden oder niedergeschlagen zu werden, hat sich erhöht.

Vergleich 2. und 3. Abfrage, Wilcoxon-Test

	2. Afz.	3. Afz.
Mittelwerte	2,34 (±1,09)	2,58 (±1,1)
Z-Wert		-2,517[a]
p		**0,012***

a=neg. Ränge *=signifikant ±=Standardabweichung Afz.=Abfragezeitpunkt p=Irrtumswahrscheinlichkeit

Mittelwerte bezogen auf eine Skala von „0=Nein, trifft gar nicht zu" bis „4=Ja, trifft zu"

Tabelle 29: Ich denke, dass der Präparierkurs mein Zeitmanagement und meine Selbstorganisation verbessert/verbessert hat.

Vergleich 1. und 3. Abfrage, Wilcoxon-Test

	1. Afz.	3. Afz.
Mittelwerte	2,58 (±0,96)	2,89 (±1,2)
Z-Wert		-1,329[a]
p		**0,184**

a=neg. Ränge ±=Standardabweichung Afz.=Abfragezeitpunkt p=Irrtumswahrscheinlichkeit

Mittelwerte bezogen auf eine Skala von „0=Nein, trifft gar nicht zu" bis „4=Ja, trifft zu"

Tabelle 30: Ich denke, dass sich meine Selbstdisziplin verbessert/verbessert hat.

Vergleich 1. und 3. Abfrage, Wilcoxon-Test

	1. Afz.	3. Afz.
Mittelwerte	2,69 (±1,01)	2,96 (±1,02)
Z-Wert		-0,854[a]
p		**0,393**

a=neg. Ränge ±=Standardabweichung Afz.=Abfragezeitpunkt p=Irrtumswahrscheinlichkeit

Mittelwerte bezogen auf eine Skala von „0=Nein, trifft gar nicht zu" bis „4=Ja, trifft zu"

Nur die Hypothese zur Frustrationstoleranz wies ein signifikantes Ergebnis auf (vgl. Tab.23). Nach Einschätzung der Befragten hatte sich in der Zeit zwischen der Mitte des Kurses (zweiter Afz.) und dem Ende (dritter Afz) die individuelle Frustrationstoleranz der Teilnehmer erhöht. Werte vom ersten Afz. lagen nicht vor.

Bezüglich des Zeitmanagements, der Fähigkeit zur Selbstorganisation (vgl. Tab.28) und einer durch den Kurs verbesserten Selbstdisziplin (vgl. Tab.29) ließen sich keine signifikanten Änderungen nachweisen. Die Studierenden standen den getroffenen Aussagen jedoch zustimmend gegenüber, wie die Anstiege der bereits vor dem Kurs hohen Mittelwerte (vgl. Tab.28 und 29) zeigen. Der Mittelwert hinsichtlich verbessertem Zeitmanagement und besserer Selbstorganisation lag zum zweiten Afz. mit 2,56 (±1,01) unter dem des ersten Afz., während die Studierenden eine verbesserte Selbstdisziplin bei sich bereits in der Mitte des Kurses feststellten (Mittelwert zum zweiten Afz. 2,73 (±1,01)).

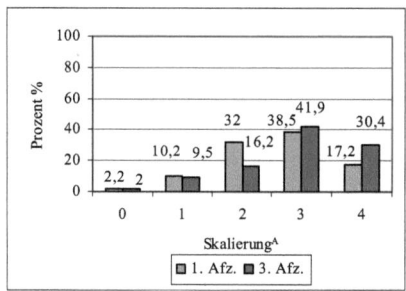
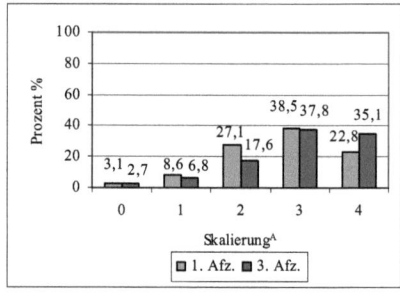

Abbildung 24: Ich erwarte/denke, dass der Präparierkurs mein Zeitmanagement und meine Selbstorganisation verbessert.

[A] 0=Nein, trifft gar nicht zu 1=Trifft kaum zu 2=Trifft möglicherweise zu 3=Trifft wahrscheinlich zu 4=Ja, trifft zu Afz.=Abfragezeitpunkt

Abbildung 25: Ich erwarte/denke, dass sich meine Selbstdisziplin verbessert/verbessert hat.

[A] 0=Nein, trifft gar nicht zu 1=Trifft kaum zu 2=Trifft möglicherweise zu 3=Trifft wahrscheinlich zu 4=Ja, trifft zu Afz.=Abfragezeitpunkt

3.6.5 Lernen

Hypothese 5a. Es wird erwartet, dass nach Abschluss des Kurses die Studierenden mehr der Meinung sind, im Präparierkurs wichtige Lernstrategien entwickelt zu haben als sie dies vor Beginn des Kurses erwartet hatten.

Hypothese 5b. Es wird erwartet, dass nach Abschluss des Kurses die Studierenden mehr der Meinung sind, dass der Präparierkurs selbstständiges Lernen vermittelt, als sie dies zu Beginn des Kurses sind.

Tabelle 31: Denken Sie, dass Sie im Präparierkurs Lernstrategien entwickeln werden/entwickelt haben, die für Ihr weiteres Studium bzw. die berufliche Tätigkeit bedeutsam sind?

Vergleich 1. und 3. Abfrage, Wilcoxon-Test

	1. Afz.	3. Afz.
Mittelwerte	2,86 (±0,91)	3,36 (±0,85)
Z-Wert		-3,199[a]
p		0,001**

a=neg. Ränge   **=hochsignifikant   ±=Standardabweichung   Afz.=Abfragezeitpunkt   p=Irrtumswahrscheinlichkeit

Mittelwerte bezogen auf eine Skala von „0=Nein, trifft gar nicht zu" bis „4=Ja, trifft zu"

Tabelle 32: Denken Sie, dass der Präparierkurs Ihnen selbstständiges Lernen vermitteln wird / vermittelt hat?

Vergleich 1. und 3. Abfrage, Wilcoxon-Test

	1. Afz.	3. Afz.
Mittelwerte	2,82 (±0,92)	3,47 (±0,7)
Z-Wert		-5,803[a]
p		0,000***

a=neg. Ränge   ***=höchstsignifikant   ±=Standardabweichung   Afz.=Abfragezeitpunkt   p=Irrtumswahrscheinlichkeit

Mittelwerte bezogen auf eine Skala von „0=Nein, trifft gar nicht zu" bis „4=Ja, trifft zu"

Die beiden Hypothesen zum Thema „Lernen" konnten bestätigt werden. Die Erwartungen, die die Studierenden im Hinblick auf den Erwerb von Lernstrategien und die Fähigkeit zum selbstständigen Lernen vor Beginn des Kurses hatten, wurden deutlich übertroffen. Diese Entwicklung deutete sich bereits in der Mitte des Kurses an, da bereits hier der Mittelwert der Hypothese zu Lernstrategien mit 2,87 (±0,92) und der zu selbstständigem Lernen mit 3,07 (±0,93) über dem Ausgangswert vom ersten Afz. lag. Aus der deskriptiven Darstellung ist zu ersehen, dass der Anteil der Studierenden, die nach dem Kurs angaben, bedeutsame Lernstrategien entwickelt zu haben („Ja, trifft zu"), über 25% höher war als der Wert zum ersten Afz. und insgesamt somit fast 85% die Frage bejahten. Aus dem Diagramm 26 ist diesbezüglich ein Zuwachs von mehr als 35% zu ersehen, während der Anteil der Studierenden, die beiden Items nicht zustimmten ("Nein, trifft gar nicht zu" respektive "Trifft kaum zu"), jeweils unter 10% lag.

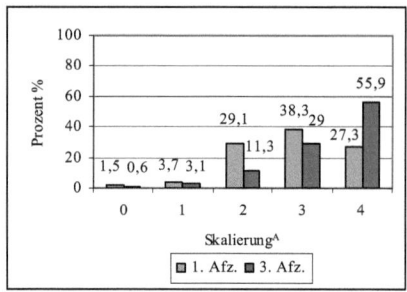
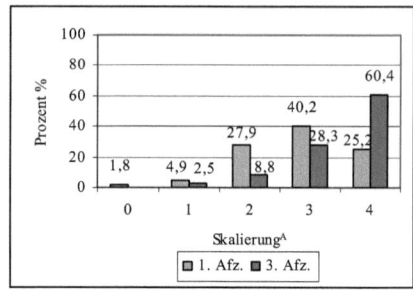

Abbildung 26: Denken Sie, dass Sie Lernstrategien entwickeln werden/entwickelt haben, die für ihr Studium/später bedeutsam sind?

[A] 0=Nein, trifft gar nicht zu 1=Trifft kaum zu 2=Trifft möglicherweise zu 3=Trifft wahrscheinlich zu 4=Ja, trifft zu
Afz.=Abfragezeitpunkt

Abbildung 27: Denken Sie, dass der Präparierkurs Ihnen selbstständiges Lernen vermitteln wird?

[A] 0=Nein, trifft gar nicht zu 1=Trifft kaum zu 2=Trifft möglicherweise zu 3=Trifft wahrscheinlich zu 4=Ja, trifft zu
Afz.=Abfragezeitpunkt

3.6.6 Selbstreflexion und der Umgang mit den eigenen Emotionen

Hypothese 6a. Es wird erwartet, dass die Teilnehmer nach Ende des Kurses mehr der Meinung sind, dass der Präparierkurs die Reflexion über eigene Fähigkeiten und Kompetenzen vermittelt, als sie dies zu Beginn des Kurses sind.

Hypothese 6b. Es wird erwartet, dass der Kurs den Teilnehmern ihrer Einschätzung nach hilft, besser mit ambivalenten Emotionen umzugehen.

Tabelle 33: Denken Sie, dass der Präparierkurs Ihnen vermitteln wird/vermittelt hat, Ihre eigenen Fähigkeiten und Kompetenzen zu reflektieren?

Vergleich 1. und 3. Abfrage, Wilcoxon-Test

	1. Afz.	3. Afz.
Mittelwerte	2,81 (±0,85)	3,09 (±0,95)
Z-Wert	-2,147[a]	
p	0,032*	

a=pos. Ränge *=signifikant ±=Standardabweichung Afz.=Abfragezeitpunkt p=Irrtumswahrscheinlichkeit

Mittelwerte bezogen auf eine Skala von „0=Nein, trifft gar nicht zu" bis „4=Ja, trifft zu"

Tabelle 34: Ich erwarte/denke, dass der Präparierkurs hilft, besser mit ambivalenten Emotionen umzugehen.

Vergleich 1. und 3. Abfrage, Wilcoxon-Test

	1. Afz.	3. Afz.
Mittelwerte	2,60 (±0,95)	2,56 (±0,99)
Z-Wert	-0,905[b]	
p	0,366	

b=neg. Ränge ±=Standardabweichung Afz.=Abfragezeitpunkt p=Irrtumswahrscheinlichkeit

Mittelwerte bezogen auf eine Skala von „0=Nein, trifft gar nicht zu" bis „4=Ja, trifft zu"

Von den obigen Hypothesen konnte nur die erste bestätigt werden. Der PK förderte in den Augen der Befragten die Fähigkeit zur Selbstreflexion in einem größeren Maße als angenommen (Mittelwert zum zweiten Afz. 2,82 (±0,93)), während die Bewertung bezüglich des adäquaten Umgangs mit ambivalenten Emotionen keine signifikanten Unterschiede zeigte.

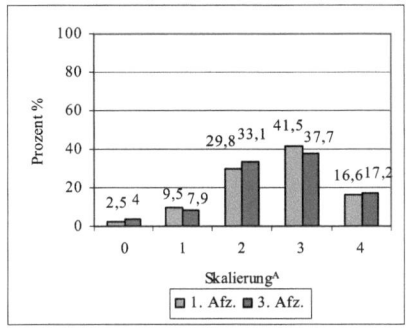

Abbildung 28: Ich denke, dass der Präparierkurs mir hilft, besser mit ambivalenten Emotionen umzugehen.

Der Mittelwert änderte sich zwischen erstem und drittem Afz. nur minimal (vgl. Tab.33), während der zweite Afz. mit 2,31 (±1,09) den niedrigsten Mittelwert aufwies. Die Mehrzahl (87,9% beim ersten Afz. bzw. 88% beim dritten Afz.) hielt es aber mindestens für wahrscheinlich, dass der PK eine Hilfe beim Umgang mit ambivalenten Emotionen darstellt.

[A] 0=Nein, trifft gar nicht zu 1=Trifft kaum zu 2=Trifft möglicherweise zu 3=Trifft wahrscheinlich zu 4=Ja, trifft zu
Afz.=Abfragezeitpunkt

Aufgrund des inhaltlichen Zusammenhangs findet sich die Darstellung des Items zur Rolle der Dozenten ebenfalls an dieser Stelle. Das Item zur Rolle der betreuenden Abteilungsmitglieder für den Umgang mit der ungewohnten Situation, zeigte deutliche Unterschiede zwischen den Erwartungen der Studierenden und der Situation im Kurs (vgl. Abb.28). Während sich vor dem Kurs 53,4% ausdrücklich den Dozenten als Vorbild und Ansprechpartner wünschten, gaben während des Kurses nur 13,5% an, dass ihr Dozent dieser Rolle auch gerecht wurde. Gleichzeitig stieg die Zahl derjenigen, die sich für „Trifft gar nicht zu" bzw. „Trifft kaum zu" entschieden von 2,5% auf 26,7%, analog zum höchstsignifikanten Abfall des Mittelwerts von 3,25 auf 2,24 (vgl. Tab.34). In den dritten Afz. wurde das Item nicht aufgenommen.

Tabelle 35: Ich erwarte/denke, dass der Dozent neben dem Vermitteln von Fachwissen auch Vorbild und Ansprechpartner für den Umgang mit der ungewohnten Situation ist.

Vergleich 1. und 2. Abfrage, Wilcoxon-Test

	1. Afz.	2. Afz.
Mittelwerte	3,35 (±0,8)	2,24 (±1,19)
Z-Wert		-6,392[a]
p		0,000***

a=neg. Ränge ***=höchstsignifikant ±=Standardabweichung Afz.=Abfragezeitpunkt p=Irrtumswahrscheinlichkeit

Mittelwerte bezogen auf eine Skala von „0=Nein, trifft gar nicht zu" bis „4=Ja, trifft zu"

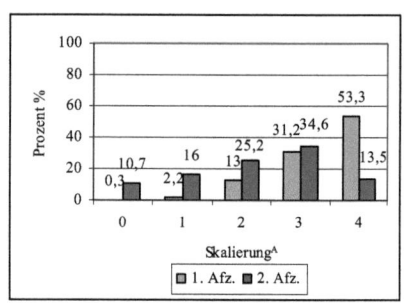

Abbildung 29: Ich erwarte/denke, dass der Dozent neben dem Vermitteln von Fachwissen auch Vorbild und Ansprechpartner für den Umgang mit der ungewohnten Situation ist.

[A] 0=Nein, trifft gar nicht zu 1=Trifft kaum zu 2=Trifft möglicherweise zu 3=Trifft wahrscheinlich zu 4=Ja, trifft zu
Afz.=Abfragezeitpunkt

3.6.7 Empathie und Respekt / Distanz und Zynismus

Hypothese 7a. Es wird erwartet, dass nach Einschätzung der Teilnehmer Distanz und Zynismus gegenüber den Körperspendern im Verlauf des Kurses signifikant abnehmen und gleichzeitig Respekt und Empathie signifikant zunehmen.

Hypothese 7b. Es wird erwartet, dass der Kurs in der Einschätzung der Teilnehmer zu einem Anstieg der Fähigkeit führt, Patienten gegenüber Empathie zu entwickeln.

Tabelle 36: Ich denke, dass der Präparierkurs Empathie und Respekt gegenüber den Körperspendern fördert.

Vergleich 1. und 3. Abfrage, Wilcoxon-Test

	1. Afz.	3. Afz.
Mittelwerte	3,09 (±2,34)	2,61 (±1,0)
Z-Wert		-2,214[a]
p		0,027*

a=neg. Ränge *=signifikant ±=Standardabweichung Afz.=Abfragezeitpunkt p=Irrtumswahrscheinlichkeit

Mittelwerte bezogen auf eine Skala von „0=Nein, trifft gar nicht zu" bis „4=Ja, trifft zu"

Tabelle 37: Ich denke, dass der Präparierkurs Zynismus und Distanz gegenüber den Körperspendern fördert.

Vergleich 1. und 3. Abfrage, Wilcoxon-Test

	1. Afz.	3. Afz.
Mittelwerte	1,40 (±1,09)	1,78 (±1,18)
Z-Wert		-1,996[b]
p		0,046*

b=pos. Ränge *=signifikant ±=Standardabweichung Afz.=Abfragezeitpunkt p=Irrtumswahrscheinlichkeit

Mittelwerte bezogen auf eine Skala von „0=Nein, trifft gar nicht zu" bis „4=Ja, trifft zu"

Die Hypothese 7a konnte nicht bestätigt werden, da beide zur Überprüfung verwendeten Items zwar im Kursverlauf eine signifikante Veränderung erfuhren, jedoch entgegen der vermuteten Richtung. Das bedeutet, dass sich die Teilnehmer des Kurses während (Mittelwert zum zweiten Afz. 2,44 (±1,1)) und nach Ende des Kurses eine weniger empathische und respektvolle Haltung gegenüber den Körperspendern bescheinigten, als sie vor Beginn der Präparationen selbst vermutet hatten. Entsprechend bejahten sie auch im (Mittelwert zum zweiten Afz. 1,85 (±1,19)) und nach dem Kurs signifikant eher die Aussage, dass der PK an sich eine zynische und distanzierte Haltung gegenüber dem Körperspender fördere.

Tabelle 38: Denken Sie, dass der Präparierkurs Ihnen vermitteln wird/vermittelt hat, Patienten gegenüber Empathie zu entwickeln?

Vergleich 1. und 3. Abfrage, Wilcoxon-Test

	1. Afz.	3. Afz.
Mittelwerte	1,82 (±1,05)	1,69 (±1,12)
Z-Wert		-0,563[a]
p		**0,573**

a=neg. Ränge ±=Standardabweichung Afz.=Abfragezeitpunkt p=Irrtumswahrscheinlichkeit

Mittelwerte bezogen auf eine Skala von „0=Nein, trifft gar nicht zu" bis „4=Ja, trifft zu"

Die Hypothese 7b konnte ebenfalls nicht bestätigt werden (vgl. Tab.33), da sich kein signifikanter Unterschied in der Bewertung der Frage zeigte, ob der PK ein geeignetes Vehikel sei, um Empathie gegenüber späteren Patienten zu vermitteln. Den niedrigsten Mittelwert wies der zweite Afz. auf (1,48 (±1,07)).

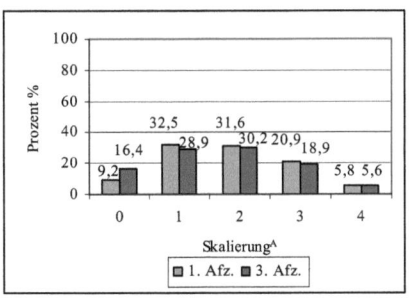

Abbildung 30: Denken Sie, dass der Präparierkurs Ihnen vermitteln wird / vermittelt hat, dem Patienten gegenüber Empathie zu entwickeln?

[A] 0=Nein, trifft gar nicht zu 1=Trifft kaum zu 2=Trifft möglicherweise zu 3=Trifft wahrscheinlich zu 4=Ja, trifft zu
Afz.=Abfragezeitpunkt

Die im nebenstehenden Diagramm 29 aufgeführten Ergebnisse zeigen, dass 64,1% der Studierenden den PK bereits vor dem Kurs als kaum oder nur möglicherweise nützlich hinsichtlich der Vermittlung empathischen Verhaltens im Patientenkontakt hielten und zum dritten Afz. vor allem die Zahl der Studierenden anstieg, die dies völlig verneinten (16,4%).

3.6.8 Umgang mit Stress

Hypothese 8a. Es wird erwartet, dass der Kurs nach Einschätzung der Teilnehmer zu einem signifikanten Zuwachs der Fähigkeit, professionell mit Stress umzugehen, führt.

Hypothese 8b. Es wird erwartet, dass der Kurs nach Einschätzung der Teilnehmer zu einem signifikanten Zuwachs der Fähigkeit, auch bei starker psychischer und physischer Belastung konzentriert und leistungsfähig zu bleiben, führt.

Hypothese 8c. Es wird erwartet, dass der Kurs nach Einschätzung der Teilnehmer durch den Arbeitsumfang und die Lernbelastung auf die spätere ärztliche Tätigkeit vorbereitet und lehrt, die damit verbundenen Belastungen zu bewältigen.

Tabelle 39: Denken Sie, dass der Präparierkurs Ihnen vermitteln wird/vermittelt hat, professionell mit Stress umzugehen?

Vergleich 1. und 3. Abfrage, Wilcoxon-Test

	1. Afz.	3. Afz.
Mittelwerte	2,45 (±1,01)	2,94 (±1,01)
Z-Wert		-4,576a
p		0,000***

a=pos. Ränge *** =höchstsignifikant ±=Standardabweichung Afz.=Abfragezeitpunkt p=Irrtumswahrscheinlichkeit

Mittelwerte bezogen auf eine Skala von „0=Nein, trifft gar nicht zu" bis „4=Ja, trifft zu"

Tabelle 40: Durch den Präparierkurs lerne/ lernte ich, auch bei starker psychischer/physischer Belastung konzentriert und leistungsfähig zu bleiben.

Vergleich 1. und 3. Abfrage, Wilcoxon-Test

	1. Afz.	3. Afz
Mittelwerte	2,61 (±0,84)	2,93 (±0,9)
Z-Wert		-3,585a
p		0,000***

a=pos. Ränge *** =höchstsignifikant ±=Standardabweichung Afz.=Abfragezeitpunkt p=Irrtumswahrscheinlichkeit

Mittelwerte bezogen auf eine Skala von „0=Nein, trifft gar nicht zu" bis „4=Ja, trifft zu"

Tabelle 41: Der Lernstress und das Arbeitspensum vermitteln mir einen Vorgeschmack auf die spätere ärztliche Tätigkeit und lehren, wie man solche Belastungen bewältigt.

Vergleich 1. und 3. Abfrage, Wilcoxon-Test

	1. Afz.	3. Afz.
Mittelwerte	2,57 (±0,87)	2,85 (±0,89)
Z-Wert		-4,034a
p		0,000***

a=pos. Ränge *** =höchstsignifikant ±=Standardabweichung Afz.=Abfragezeitpunkt p=Irrtumswahrscheinlichkeit

Mittelwerte bezogen auf eine Skala von „0=Nein, trifft gar nicht zu" bis „4=Ja, trifft zu"

Alle drei Hypothesen zum Umgang mit Stress konnten bestätigt werden. Es zeigte sich eine jeweils höchstsignifikante Differenz zwischen den Erwartungen vor dem Kurs und der retrospektiven Einschätzung nach dem Kurs, obwohl die Mittelwerte vom ersten Afz. zeigen, dass die Teilnehmer durchaus erwarteten, in den genannten Aspekten zu profitieren.

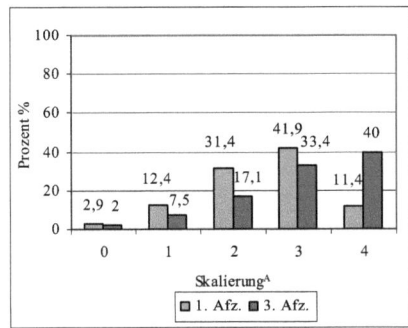

Abbildung 31: Denken Sie, dass der Präparierkurs Ihnen vermitteln wird/vermittelt hat, professionell mit Stress umzugehen?

^0=Nein, trifft gar nicht zu 1=Trifft kaum zu 2=Trifft möglicherweise zu 3=Trifft wahrscheinlich zu 4=Ja, trifft zu
Afz.=Abfragezeitpunkt

Besonders deutlich wurde die Entwicklung bei der Hypothese 8a zum professionellen Umgang mit Stress. Hier ergaben sich die Veränderungen - wie aus dem zugehörigen Diagramm (vgl. Abb.30) ersichtlich - vor allem durch die Studierenden, die zum dritten Afz. die getroffenen Aussagen mit "Ja, trifft zu" bewerteten; hier fand sich ein Zuwachs von fast 30% im Vergleich zum ersten Afz. Der PK lehrte also, laut der Einschätzung der Studierenden, neben dem adäquaten Umgang mit Stress auch die Fähigkeit, bei Belastungen physischer und psychischer Art Konzentration und Leistungsfähigkeit aufrecht zu erhalten.

Die Mittelwerte fielen allerdings mit 2,3 (±0,98) und 2,37 (±0,95) in der Kursmitte zunächst unter die Werte des ersten Afz. Zugleich wurde der Kurs auch als lehrreich hinsichtlich des angemessenen Umgangs mit den für hohen Lernaufwand und beträchtliches Arbeitspensum typischen Belastungen empfunden.

.

3.7 Subgruppenbildung und -analyse

Um herauszufinden, worin sich Personen, die den Kurs als sehr bedeutsam einschätzten, von Personen, die den Kurs weniger wichtig fanden, unterschieden, wurden anhand des Faktors „Bedeutung des PK" Gruppen von Teilnehmern identifiziert, für die die Bedeutung im Kursverlauf gleich blieb, zu-, oder abnahm (vgl. Tab.37). 54 Studierende (Gruppe 1) maßen dem Kurs zum Schluss eine höhere Bedeutung bei als zu Beginn, bei 42 Teilnehmern (Gruppe 3) war es umgekehrt und von neun Studierenden (Gruppe 2) wurde die Bedeutung vor und nach dem Kurs gleich hoch eingeschätzt (Mittelwert 34,44).

Tabelle 42: Bildung von Subgruppen anhand des Faktors „Bedeutung des PK" (t-Test für gepaarte Stichproben)

Gruppe	Mittelwert 2. Afz.	Mittelwert 3. Afz.	t-Wert	df	p
1=Kursbedeutung nimmt zu	33,98 (±6,01)	38,59 (±5,22)	-11,75	53	**0,000*****
3=Kursbedeutung nimmt ab	35,14 (±5,47)	30,76 (±6,91)	7,84	41	**0,000*****

*** =höchstsignifikant   PK=Präparierkurs   Afz.=Abfragezeitpunkt   df=Freiheitsgrade   ±=Standardabweichung
p=Irrtumswahrscheinlichkeit

Anschließend wurden die Subgruppen 1 und 3 auf signifikante Unterschiede bei den standardisierten Instrumenten und allen Items des eigenen Fragebogens untersucht. Gruppe 2 wurde aufgrund der geringen Teilnehmerzahl nicht weiter in die Analyse einbezogen.

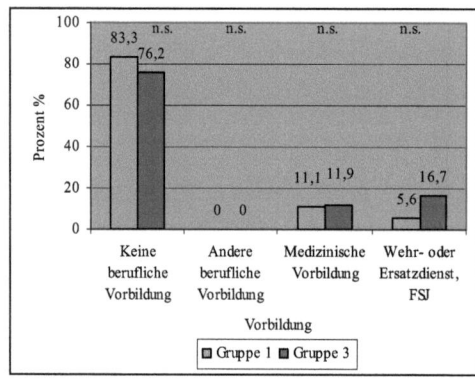

Die Subgruppen unterschieden sich nicht signifikant hinsichtlich medizinischer (p= 0,91) oder anderer beruflicher Vorbildung (p=1). Gleiches gilt für den Wehr- und Ersatzdienst (p=0,79), weshalb sich auch die Zahl derjenigen, die über gar keine berufliche Vorbildung verfügten, nicht signifikant unterschied (p=0,38).

Abbildung 32: Berufliche Vorbildung der Subgruppen (Mann-Whitney-U Test)

FSJ=Freiwilliges Soziales Jahr   n.s.= nicht signifikant, Gruppe1=Kursbedeutung nimmt zu   Gruppe3=Kursbedeutung nimmt ab

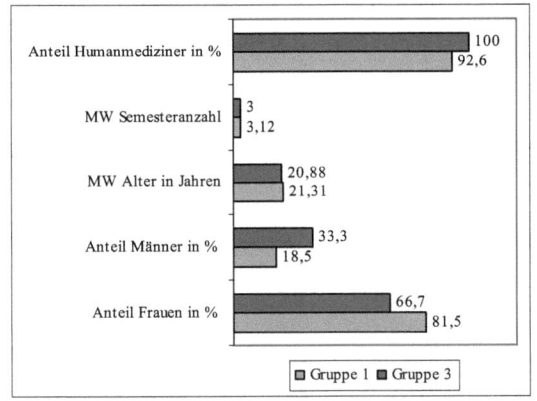

Die erste Gruppe bestand aus 44 Frauen und 10 Männern, die Gruppe 3 aus 28 Frauen und 14 Männern. Die beiden Gruppen unterschieden sich nicht signifikant in ihrer Geschlechterzusammensetzung (p=0,09) und hinsichtlich des Alters (p=0,31).

Abbildung 33: Studienfach, Semesterzahl, Alter, Geschlechterverteilung in den Subgruppen MW=Mittelwert Gruppe1=Kursbedeutung nimmt zu Gruppe3=Kursbedeutung nimmt ab

Auch der Vergleich der Semesteranzahl (p=0,13) und des Studiengangs (p=0,19) erbrachte keine signifikanten Unterschiede. Die Gruppe 1 beinhaltete, wie die Daten zum Alter (Mittelwert 21,31 (±1,92) gegenüber 20,88 (±1,4) der Gruppe 3) und der Semesteranzahl (Mittelwert von 3,12 (±0,47) gegenüber 3,0 (±0)) zeigen, tendenziell ältere Studierende, die auch durchschnittlich bereits etwas länger studierten. Hinsichtlich der Motivation, das Medizinstudiums zu beginnen, konnte als einziger Unterschied festgestellt werden, dass Studierende, für die die Bedeutung abnahm, signifikant häufiger den guten gesellschaftlichen Stand des Arztes als Motivation für die Aufnahme des Studiums angaben als die Studierenden der Gruppe 1 (p=0,018).

Tabelle 43: Motivation für die Aufnahme des Studiums in den Subgruppen (Mehrfachnennungen)

	Gruppe 1	Gruppe 3	Mann-Whitney U Wert	p
Interesse am Themengebiet	98,1%	97,6%	1128	**0,86**
Wunsch, Verantwortung zu übernehmen und zu helfen	72,2%	76,2%	1089	**0,66**
Arzt in Familie oder Freundeskreis	18,5%	28,6%	1020	**0,25**
Guter gesellschaftlicher Stand des Arztes	16,7%	38,1%	891	**0,018***
Forschungsinteresse	14,8%	28,6%	978	**0,11**
Ermutigt durch Freunde/Familie/Bekannte	22,2%	9,5%	990	**0,09**

Vorbildung	9,3%	11,9%	1104	**0,67**
Beste Ergebnisse im Abitur in naturwissenschaftlichen Fächern	13%	26,2%	984	**0,11**
Gutes Einkommen	7,4%	11,9%	1083	**0,45**
Fehlende Alternativen	13%	11,9%	1122	**0,88**
Perspektive, eine Praxis zu übernehmen	1,9%	7,1%	1074	**0,2**

*=signifikant p=Irrtumswahrscheinlichkeit Gruppe1=Kursbedeutung nimmt zu Gruppe3=Kursbedeutung nimmt ab

3.7.1 Subgruppenanalyse der standardisierte Instrumente und des Lernstilinventars

Hinsichtlich der Lerntypen und der Persönlichkeitsmerkmale im Neo-FFI, konnten keine Unterschiede zwischen den Subgruppen festgestellt werden.

Im FBM zeigte die Skala „Urteil PK" des FBM zur Bewertung des Kurses sowohl zum zweiten als auch zum dritten Afz. hoch- bzw. höchstsignifikante Unterschiede (vgl. Tab.38) zwischen den Subgruppen. Analog zur ansteigenden Bewertung der Bedeutung des Kurses im Rahmen des *a priori* definierten Bedeutungsfaktors, bewertete die Gruppe 1 auch im FBM-Faktor „Urteil PK" den Kurs zwischen den beiden Abfragezeitpunkten ansteigend bzw. die Gruppe 3 abfallend, allerdings jeweils nicht signifikant. In Tabelle 38 sind diese Daten dargestellt, allerdings sei darauf hingewiesen, dass aufgrund der Codierung der Bewertungsskala ein niedriger Mittelwert im FBM eine positivere Beurteilung beschreibt und umgekehrt.

Tabelle 44: Subgruppenvergleich der FBM-Skala „Urteil PK" (t-Test für unabhängige Stichproben)

	Mittelwert Gruppe 1	Mittelwert Gruppe 3	t-Wert	df	p
FBM Urteil PK 2. Afz.	4,46 (±2,68)	6,65 (±3,65)	-3,24	88	**0,002****
FBM Urteil PK 3. Afz.	3,88 (±3,32)	7,59 (±4,47)	-4,69	95	**0,000*****

=hochsignifikant *=höchstsignifikant ±=Standardabweichung df=Freiheitsgrade FBM=Fragebogen der Makroanatomie PK=Präparierkurs Afz.=Abfragezeitpunkt Gruppe1=Kursbedeutung steigt Gruppe3 =Kursbedeutung fällt

Im SVF (vgl. Tab.43) ließen sich keine Unterschiede zwischen beiden Subgruppen im *coping*-Verhalten zum ersten Afz. feststellen; während die Gruppe 3 zum zweiten Afz. signifikant höhere Werte im Subtest „Pharmakaeinnahme" zeigte. Am dritten Afz. gab die Gruppe 3 nicht nur hochsignifikant mehr „Pharmakaeinnahme" und signifikant weniger „positive Selbstinstruktion" an als die Gruppe 1, sondern ließ auch eine Tendenz zu „Schuldabwehr" und „sozialer Abkapselung" als verwendete Stressbewältigungsstrategien erkennen.

Tabelle 45: Subgruppenvergleich der SVF-Skalen (Mann-Whitney-U-Test)

SVF-Skala	Afz.	Mann-Whitney-U-Wert	Mittelwert Gruppe 1	Mittelwert Gruppe 3	p
Pharmakaeinnahme	2	778	1,62 (±2,49)	2,97 (±3,53)	**0,04***
Pharmakaeinnahme	3	636,5	1,94 (±3,52)	4,1 (±4,61)	**0,004****
Positive Selbstinstruktion	3	760	17,15 (±4,11)	15,05 (±4,47)	**0,041***
Schuldabwehr	3	785	9,4 (±4,36)	11,1 (±4,56)	0,065
Soziale Abkapselung	3	784	7,5 (±4,71)	9,46 (±5,36)	0,064

*=signifikant **=hochsignifikant Afz.=Abfragezeitpunkt ±=Standardabweichung p=Irrtumswahrscheinlichkeit
SVF=Stressverarbeitungsbogen Gruppe1=Kursbedeutung steigt Gruppe3 =Kursbedeutung fällt

Subgruppenvergleich

Im BSI (vgl. Tab.44) zur individuellen Belastung erreichte die Gruppe 3 beim ersten Afz. zudem signifikant höhere Werte als die Gruppe 1 in den Skalen „Aggressivität" und „Psychotizismus". Diese Unterschiede ließen sich auch zum dritten Afz. feststellen.

Tabelle 46: Subgruppenvergleich der BSI-Skalen (Mann-Whitney-U-Test)

BSI-Skala	Afz.	Mann-Whitney-U-Wert	Mittelwert Gruppe 1	Mittelwert Gruppe 3	p
Aggressivität	1	793	2,2 (±2,51)	3,95 (±3,58)	**0,015***
Aggressivität	3	721	2,22 (±2,71)	3,92 (±4,37)	**0,046***
Psychotizismus	1	822	1,07 (±1,85)	2,5 (±3,43)	**0,031***
Psychotizismus	3	699,5	1,14 (±2,01)	2,23 (±2,68)	**0,014***

*=signifikant Afz.=Abfragezeitpunkt ±=Standardabweichung p=Irrtumswahrscheinlichkeit BSI=Brief Symptom Inventory (Belastungsfragebogen) Gruppe1=Kursbedeutung steigt Gruppe3=Kursbedeutung fällt

Subgruppenvergleich

Während die Verwendung von Pharmaka laut SVF bei beiden Gruppen im Kursverlauf zunahm, fielen die Werte für Aggressivität und Psychotizismus im BSI bei beiden Gruppen ab. Die Skala „Aggressivität/Feindseligkeit" beschreibt das Gefühlsspektrum zwischen Unausgeglichenheit und Aggressivität, sowie Ärger, Zorn und Irritierbarkeit im Allgemeinen. Die Skala „Psychotizismus" beschreibt die Zustände zwischen leichter sozialer Isolation und Entfremdung und manifesten Psychosen. Bei den drei globalen Kennwerten - Messung der grundsätzlichen psychischen Belastung,

Erfassung der Intensität der Antworten und Gesamtanzahl an Symptomen- konnten keine statistisch signifikanten Subgruppenunterschiede festgestellt werden. Gleiches gilt für die vier Zusatzfragen zu Schuldgefühlen, Gedanken an Tod und Sterben, Einschlafschwierigkeiten und schlechtem Appetit.

3.7.2 Subgruppenanalyse spezifischer Einzelitems

Keine Unterschiede zeigten sich im Wunsch nach Unterstützung hinsichtlich Stressbewältigung, Umgang mit Tod und Sterben, Umgang mit Ängsten und ambivalenten Gefühlen sowie Lernstrategien und -techniken. Gleiches galt für die Einschätzung des PK als potentiell psychische Belastung und die Beurteilungen hinsichtlich der eigenen Ressourcen, mit dem Umfang des Lernstoffes, den Prüfungssituationen, den Körperspendern und den körperlichen und psychischen Belastungen umzugehen.

Tabelle 47: Nutzen und Belastung durch den Körperspender (Mann-Whitney-U-Test)

	Afz.	Mann-Whitney-U-Wert	Mittelwert Gruppe 1	Mittelwert Gruppe 3	p
Halten Sie die Präparation an den Körperspendern neben der Lernbelastung für einen zusätzlichen Stressfaktor?	1	1014	2,56 (±1,24)	2,79 (±1,16)	**0,36**
	2	917,5	1,47 (±1,25)	1,7 (±1,31)	**0,39**
	3	1009	1,81 (±1,41)	2,02 (±1,12)	**0,34**
Wenn ja, halten Sie diesen für gerechtfertigt in Anbetracht des Nutzens?	1	925,5	3,06 (±0,91)	3,26 (±0,86)	**0,23**
	2	562,5	3,24 (±0,82)	2,68 (±10,9)	**0,016***
	3	824,5	3,02 (±1,08)	2,83 (±0,89)	**0,16**

*=signifikant Afz.=Abfragezeitpunkt ±=Standardabweichung p=Irrtumswahrscheinlichkeit Gruppe1= Kursbedeutung steigt Gruppe3=Kursbedeutung fällt

Subgruppenvergleich

In diesem Zusammenhang wurde auch gefragt, ob die Teilnehmer die Präparation an den Körperspendern als zusätzliche Belastung empfanden. Hier zeigten sich zu keinem Zeitpunkt statistisch signifikante Unterschiede zwischen den Subgruppen (vgl. Tab.45), allerdings empfand die Gruppe 3 die Körperspender eher als Belastung, wie die zu allen drei Afz. höheren Mittelwerte zeigten. Zum zweiten Afz. gaben die Teilnehmer der Gruppe 3 zudem statistisch signifikant häufiger an, diese zusätzliche Belastung als nicht gerechtfertigt in Anbetracht des Nutzens zu empfinden.

Ob die Teilnehmer mehr klare Anordnungen oder lieber eigene Entscheidungsfreiheit beim präparieren wünschten, beeinflusste die Evaluation der Bedeutung des Kurses ebenso wenig wie die Einschätzung, das erworbene Wissen auf den lebenden Menschen übertragen zu können und ob die

Befragten anhand des anatomischen Detailwissens meinten, den Überblick über das Ganze verloren zu haben oder nicht. Ob die Teilnehmer beider Gruppen davon ausgingen, den Kurs zu bestehen oder nicht, bewirkte ebenfalls keine statistsch signifikante Differenz (p=0,94). 92,5% der Teilnehmer der Gruppe 1 und 92,9% der Teilnehmer der Gruppe 3 gingen zum dritten Afz. - also nach Abschluss des Kurses - davon aus, den Schein für den PK zu erhalten.

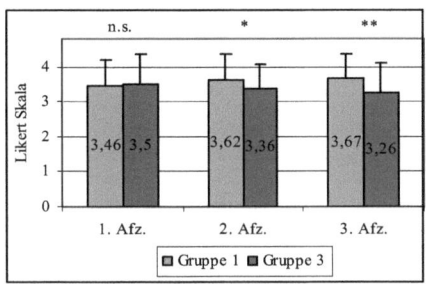

Abbildung 34: Denken Sie, dass der Präparierkurs Sie auf den 1. Teil der ärztlichen Prüfung vorbereitet?

Mittelwerte und Standardabweichung

Mann-Whitney-U-Test   Afz.=Abfragezeitpunkt   n.s.=nicht signifikant *=signifikant **=hochsignifikant Gruppe1=Kursbedeutung steigt Gruppe3=Kursbedeutung fällt

Skala: 0=Nein, trifft gar nicht zu 1=Trifft kaum zu 2=Trifft möglicherweise zu 3=Trifft wahrscheinlich zu 4=Ja, trifft zu

Subgruppenvergleich

Es ist anzumerken, dass nur die Einschätzung des Kurses als Vorbereitung auf das Physikum sowohl zum zweiten als auch zum dritten Afz. differierte. Studierende, für die die Bedeutung des Kurses im Kursverlauf zunahm, waren also eher der Meinung durch die Kursinhalte auf die ärztliche Vorprüfung (M1) vorbereitet zu werden und behielten diese Meinung auch im Kursverlauf bei. Aus dem hochsignifikanten Unterschied nach dem Kurs im Vergleich zum signifikanten Ergebnis in der Mitte des Kurses ist zu erkennen, dass sich diese Unterschiede im Verlauf des Kurses sogar noch verstärkten.

Alle anderen Items wiesen nur zu einem der beiden Afz. signifikante oder hochsignifikante Unterschiede auf. Drei davon stammten aus dem Themenblock Fachwissen. Während des Kurses rühren die hochsignifikanten Unterschiede daher, dass die Gruppe 1 bei sich eine verbesserte Vorstellung von menschlicher Topographie und den anatomischen Größenverhältnissen feststellte und parallel dazu auch mehr als nur die Studierenden der Gruppe 3 die Meinung vertraten, dass eben jenes anatomische Faktenwissen nicht ohne die Präparation an Körperspendern vermittelt werden kann.

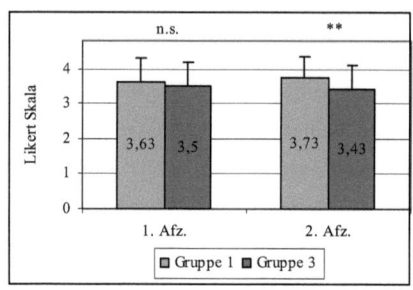 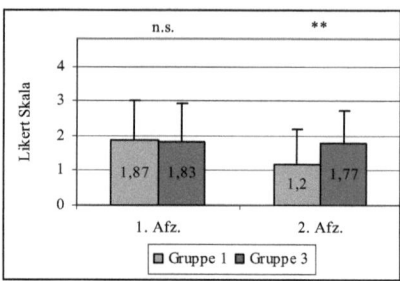

Abbildung 35: Ich denke, dass das Arbeiten am Körperspender mein bisheriges Verständnis von Topographien und Größenverhältnissen erheblich erweitert.

Mittelwerte und Standardabweichung

Mann-Whitney-U-Test Afz.=Abfragezeitpunkt n.s.=nicht signifikant **=hochsignifikant Gruppe1=Kursbedeutung steigt Gruppe3=Kursbedeutung fällt

Skala: 0=Nein, trifft gar nicht zu 1=Trifft kaum zu 2=Trifft möglicherweise zu 3=Trifft wahrscheinlich zu 4=Ja, trifft zu

Subgruppenvergleich

Abbildung 36: Kann das anatomische Fachwissen auch ohne die Präparation am Körperspender vermittelt werden?

Mittelwerte und Standardabweichung

Mann-Whitney-U-Test Afz.=Abfragezeitpunkt n.s.=nicht signifikant **=hochsignifikant Gruppe1=Kursbedeutung steigt Gruppe3=Kursbedeutung fällt

Skala: 0=Nein, trifft gar nicht zu 1=Trifft kaum zu 2=Trifft möglicherweise zu 3=Trifft wahrscheinlich zu 4=Ja, trifft zu

Subgruppenvergleich

Drei der Items zum Themenkomplex Teamgeist zeigten signifikante Unterschiede. Diese traten jedoch alle erst nach dem Kurs, zum dritten Afz., auf. Es wird deutlich, dass Studierende der Gruppe 3 signifikant weniger angaben, gut mit den anderen Kursteilnehmern auszukommen und neue Freundschaften zu schließen. Gleichzeitig bestätigten sie auch weniger als ihre Kommilitonen der Gruppe 1 die Entstehung eines Gemeinschaftsgefühls.

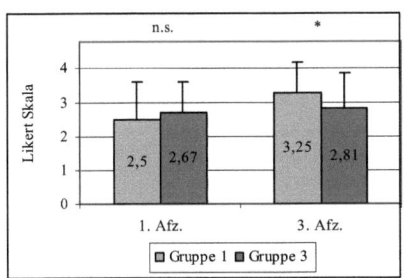

Abbildung 37: Ich kam mit allen Personen aus der Gruppe gut zurecht und konnte neue Freundschaften knüpfen.

Mittelwerte und Standardabweichung

Mann-Whitney-U-Test Afz.=Abfragezeitpunkt n.s.=nicht signifikant *=signifikant Gruppe1=Kursbedeutung steigt Gruppe3=Kursbedeutung fällt

Skala: 0=Nein, trifft gar nicht zu 1=Trifft kaum zu 2=Trifft möglicherweise zu 3=Trifft wahrscheinlich zu 4=Ja, trifft zu

Subgruppenvergleich

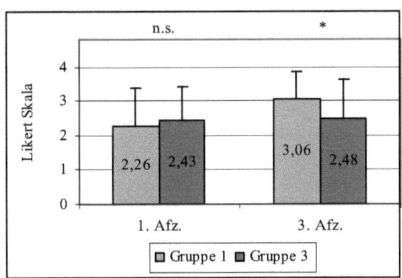

Abbildung 38: Ich erwarte/bemerke, dass sich im Laufe des Präparierkurs ein starkes Gemeinschaftsgefühl entwickelt, da alle dasselbe große Ziel verfolgen.

Mittelwerte und Standardabweichung

Mann-Whitney-U-Test Afz.=Abfragezeitpunkt n.s.=nicht signifikant *=signifikant Gruppe1=Kursbedeutung steigt Gruppe3=Kursbedeutung fällt

Skala: 0=Nein, trifft gar nicht zu 1=Trifft kaum zu 2=Trifft möglicherweise zu 3=Trifft wahrscheinlich zu 4=Ja, trifft zu

Subgruppenvergleich

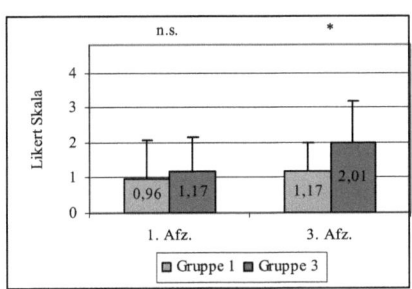

Abbildung 39: Ich glaube nicht, dass Teamfähigkeit notwendig ist, um eine effektive Lernsituation im Präparierkurs zu schaffen.
Mittelwerte und Standardabweichung

Mann-Whitney-U-Test Afz.=Abfragezeitpunkt n.s.=nicht signifikant *=signifikant Gruppe1=Kursbedeutung steigt Gruppe3=Kursbedeutung fällt

Skala: 0=Nein, trifft gar nicht zu 1=Trifft kaum zu 2=Trifft möglicherweise zu 3=Trifft wahrscheinlich zu 4=Ja, trifft zu

Subgruppenvergleich

In der Einschätzung, ob Teamfähigkeit für eine effektive Lernsituation im Kurs vonnöten sei, unterschieden sich beide Gruppen sogar hochsignifikant. Studierende, für die die Bedeutung im Kursverlauf anstieg, hielten Teamfähigkeit für deutlich essentieller als dies die Kommilitonen der Gruppe 3 taten. Die Frage, ob die Arbeit am Körperspender eher eine empathisch-respektvolle oder distanziert-zynische Haltung gegenüber den Leichen fördere, ergab zum zweiten und dritten Afz. signifikante bzw. hochsignifikante Unterschiede (vgl. Abb.41 und 42).

Die Gruppe 1 stand während des Kurses den Körperspendern vor allem weniger zynisch und distanziert gegenüber, während sie sich nach dem Kurs mehr durch eine empathischere und respektvollere Haltung gegenüber den Körperspendern von der Gruppe 3 unterschied.

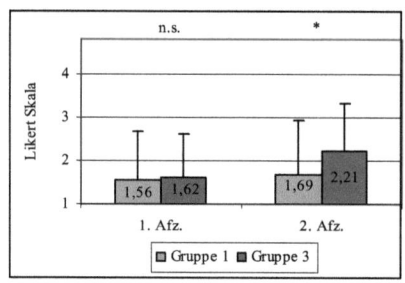

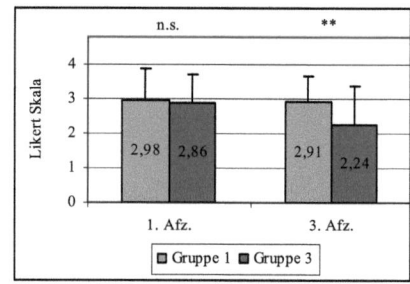

Abbildung 40: Ich denke, dass der Präparierkurs Zynismus und Distanz gegenüber dem Körperspender fördert.
Mittelwerte und Standardabweichung

Mann-Whitney-U Test Afz.=Abfragezeitpunkt n.s.=nicht signifikant *=signifikant Gruppe1=Kursbedeutung steigt Gruppe3=Kursbedeutung fällt

Skala: 0=Nein, trifft gar nicht zu 1=Trifft kaum zu 2=Trifft möglicherweise zu 3=Trifft wahrscheinlich zu 4=Ja, trifft zu

Subgruppenvergleich

Abbildung 41: Ich denke, dass der Präparierkurs Empathie und Respekt gegenüber dem Körperspender fördert.
Mittelwerte und Standardabweichung

Mann-Whitney-U Test Afz.=Abfragezeitpunkt n.s.=nicht signifikant *=signifikant Gruppe1=Kursbedeutung steigt Gruppe3=Kursbedeutung fällt

Skala: 0=Nein, trifft gar nicht zu 1=Trifft kaum zu 2=Trifft möglicherweise zu 3=Trifft wahrscheinlich zu 4=Ja, trifft zu

Subgruppenvergleich

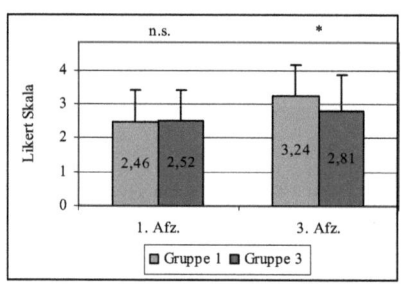

Weiterhin ist festzuhalten, dass die Gruppe 1 signifikant mehr der Meinung war, durch den Kurs einen professionellen Umgang mit Stress gelernt zu haben, als dies für Studierende zutraf, für die die Bedeutung des PK im Verlauf abnahm.

Abbildung 42: Denken Sie, dass der Präparierkurs Ihnen im bisherigen Verlauf vermittelt hat, professionell mit Stress umzugehen?

Mittelwerte und Standardabweichung

Mann-Whitney-U-Test Afz.=Abfragezeitpunkt n.s.=nicht signifikant *=signifikant Gruppe1= Kursbedeutung steigt Gruppe3=Kursbedeutung fällt

Skala: 0=Nein, trifft gar nicht zu 1=Trifft kaum zu 2=Trifft möglicherweise zu 3=Trifft wahrscheinlich zu 4=Ja, trifft zu

Subgruppenvergleich

Da auch die Items, die nicht im Hypothesenteil oder für den Faktor „Bedeutung des PK" verwendet wurden, auf signifikante Subgruppenunterschiede hin überprüft wurden, konnten zusätzliche Differenzen zwischen den Gruppen 1 und 3 festgestellt werden (vgl. Abb. 42 und 43). Die Gruppe 1, die dem Kurs eine zunehmende Bedeutung attestierte, war häufiger der Meinung, zu einem späteren Zeitpunkt nochmals präparieren zu wollen oder zu müssen und signifikant eher mit der Integration klinischer Bezüge in den Kurs zufrieden.

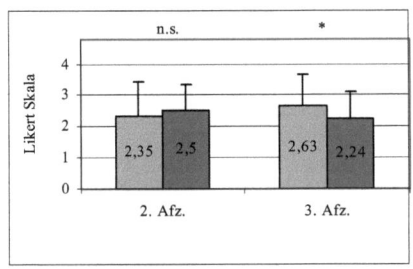
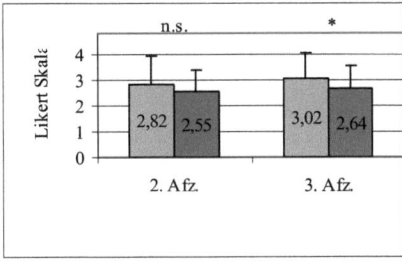

Abbildung 43: Denken Sie, dass Sie zu einem späteren Zeitpunkt in Ihrem Studium nochmals auf das Angebot an Körperspendern zu präparieren zurückgreifen möchten?

Abbildung 44: Klinische Bezüge sind in diesen Präparierkurs in ausreichendem Maße integriert worden.

Mittelwerte und Standardabweichung

Mittelwerte und Standardabweichung

Mann-Whitney-U-Test Afz.=Abfragezeitpunkt n.s.=nicht signifikant *=signifikant Gruppe1=Kursbedeutung steigt Gruppe3=Kursbedeutung fällt

Mann-Whitney-U-Test Afz.=Abfragezeitpunkt n.s.=nicht signifikant *=signifikant Gruppe1=Kursbedeutung steigt Gruppe3=Kursbedeutung fällt

Skala: 0=Nein, trifft gar nicht zu 1=Trifft kaum zu 2=Trifft möglicherweise zu 3=Trifft wahrscheinlich zu 4=Ja, trifft zu

Skala: 0=Nein, trifft gar nicht zu 1=Trifft kaum zu 2=Trifft möglicherweise zu 3=Trifft wahrscheinlich zu 4=Ja, trifft zu

Subgruppenvergleich

Subgruppenvertgleich

Parallel dazu sprach sich die Gruppe 3 eher dafür aus, auf menschliche Präparate zu verzichten und Kursinhalte durch Medien vollständig zu ersetzen. Gruppe 1 bestätigte zudem mehr, dass klinische Bezüge eher durch das Lernen an Körperspendern als an Modellen verdeutlicht werden können (vgl. Abb.44 und 45).

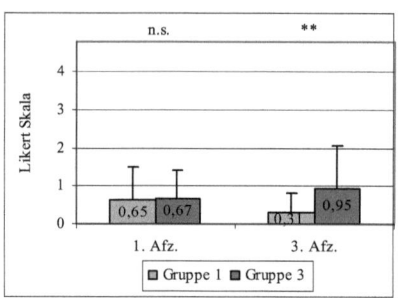
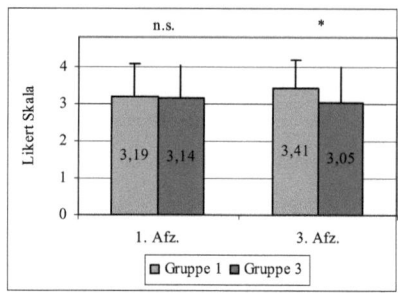

Abbildung 45: Es wäre besser, anstelle von echten menschlichen Präparaten künstliche zu verwenden.
Mittelwerte und Standardabweichung

Mann-Whitney-U-Test Afz.=Abfragezeitpunkt n.s.=nicht signifikant **=hochsignifikant Gruppe1=Kursbedeutung nimmt zu Gruppe3=Kursbedeutung nimmt ab

Skala: 0=Nein, trifft gar nicht zu 1=Trifft kaum zu 2=Trifft möglicherweise zu 3=Trifft wahrscheinlich zu 4=Ja, trifft zu

Subgruppenvergleich

Abbildung 46: Ich denke, dass durch das Lernen am Körperspender klinische Bezüge deutlicher werden als durch das Lernen an Modellen.
Mittelwerte und Standardabweichung

Mann-Whitney-U-Test Afz.=Abfragezeitpunkt n.s.= nicht signifikant *=signifikant Gruppe1= Kursbedeutung nimmt zu Gruppe3=Kursbedeutung nimmt ab

Skala: 0=Nein, trifft gar nicht zu 1=Trifft kaum zu 2=Trifft möglicherweise zu 3=Trifft wahrscheinlich zu 4=Ja, trifft zu

Subgruppenvergleich

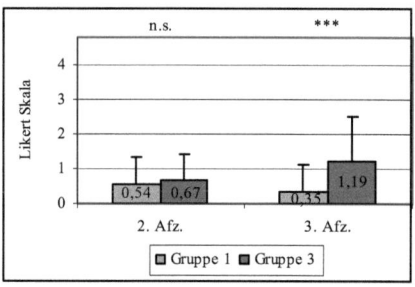

Abbildung 47: Ich denke, manche Kursinhalte könnten durch Computer-Programme vollständig ersetzt werden.
Mittelwerte und Standardabweichung

Mann-Whitney-U-Test Afz.=Abfragezeitpunkt n.s.=nicht signifikant ***=höchstsignifikant Gruppe1=Kursbedeutung steigt Gruppe3=Kursbedeutung fällt

Skala: 0=Nein, trifft gar nicht zu 1=Trifft kaum zu 2=Trifft möglicherweise zu 3=Trifft wahrscheinlich zu 4=Ja, trifft zu

Subgruppenvergleich

Den Abbildungen 47 und 48 ist zu entnehmen, dass sich die untersuchten Subgruppen sowohl in der Mitte als auch nach dem Ende des Kurses hinsichtlich ihrer Einstellung zu Leichen unterschieden, wobei Teilnehmer, die der Gruppe mit abnehmender Bedeutung angehörten, einen emotionslosen Umgang mit den Körperspendern eher erstrebenswert fanden als ihre Kommilitonen der Gruppe 1.

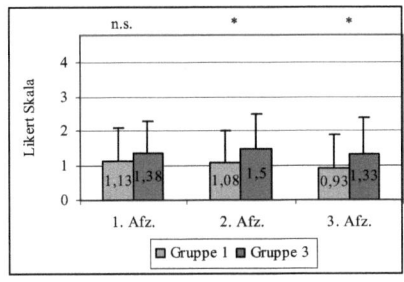
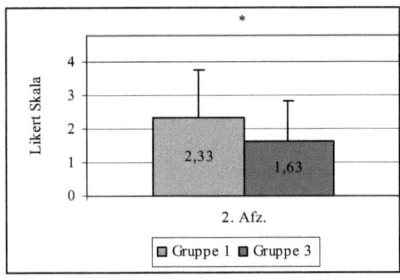

Abbildung 48: Man sollte versuchen, einer Leiche möglichst emotionslos entgegenzutreten.

Mittelwerte und Standardabweichung

Mann-Whitney-U-Test Afz.=Abfragezeitpunkt n.s.=nicht signifikant *=signifikant Gruppe1=Kursbedeutung steigt Gruppe3=Kursbedeutung fällt

Skala: 0=Nein, trifft gar nicht zu 1=Trifft kaum zu 2=Trifft möglicherweise zu 3=Trifft wahrscheinlich zu 4=Ja, trifft zu

Subgruppenvergleich

Abbildung 49: Außerhalb des Präparierkurses erscheinen manchmal Bilder, Gerüche, Situationen aus dem Kurs vor meinem inneren Auge.

Mittelwerte und Standardabweichung

Mann-Whitney-U-Test Afz.=Abfragezeitpunkt *=signifikant Gruppe1=Kursbedeutung steigt Gruppe3=Kursbedeutung fällt

Skala: 0=Nein, trifft gar nicht zu 1=Trifft kaum zu 2=Trifft möglicherweise zu 3=Trifft wahrscheinlich zu 4=Ja, trifft zu

Subgruppenvergleich

Gleichzeitig gaben sie weniger gedankliche Beschäftigung mit dem Kurs außerhalb der Kursräume an. Von der Gruppe 1 gaben zudem 61% an, bei den Vorbereitungen zum Trauergottesdienst zu helfen, wozu sich von den Teilnehmern der Gruppe 3 nur 39% bereit erklärten. Dieser Unterschied war statistisch signifikant (p=0,039).

4 Diskussion

4.1 Rücklauf, Methodik und demographische Daten

4.1.1 Rücklauf

Während der Rücklauf der Fragebögen mit 88% zum ersten Afz. und 86% zum zweiten Afz. erfreulich hoch war, fiel der Rücklauf zum dritten Afz. mit 159 Bögen (43%) deutlich ab. Dies könnte auf die veränderten Rahmenbedingungen zu diesem Afz. zurückzuführen sein, obwohl die Teilnahme selbstverständlich zu jeder Zeit freiwilligen Charakter hatte. Während die erste und zweite Befragung während der regulären Kurs- bzw. Vorlesungszeiten stattfanden, wurden die Bögen zum dritten Afz. nach Abschluss des Kurses im Rahmen einer Abschlussveranstaltung zum PK durchgeführt. Es kann vermutet werden, dass zum einen nicht alle Kursteilnehmer an dieser Veranstaltung teilnahmen und insbesondere Studierende, die den Kurs nicht bestanden hatten, dem Termin fernblieben. Des Weiteren konnte beobachtet werden, dass die Motivation der Befragten, nach Abschluss des Kurses noch einen umfangreichen Fragebogen auszufüllen, deutlich reduziert war. Da der Faktor „Bedeutung des PK" zum dritten Afz. jedoch keine höheren Werte zeigte als beim ersten Afz. und die drei globalen Kennwerte des BSI keine niedrigeren Werte zeigten als zum ersten Afz. (bzw. der PSDI sogar signifikant höhere Werte zeigte), lässt sich die Vermutung, dass an der Veranstaltung hauptsächlich Studierende teilnahmen, die den PK als besonders bedeutsam oder positiv empfanden und wenig psychisch belastet waren, entkräften. Vielmehr scheinen - unabhängig vom Bestehen des Kurses - die späte Uhrzeit und die Lokalität der Veranstaltung im Hörsaal der Universität die geringere Teilnehmerzahl zu erklären. Im Vergleich zum Stichprobenumfang anderer Studien ist die Anzahl an Teilnehmern an der vorliegenden Studie zu allen Afz. sehr zufriedenstellend. In der Studie von Pabst (1993) zur Bedeutung des PK konnten nach drei Abfragen insgesamt 192 Bögen ausgewertet werden; die Stichprobe der Studie von Egbert (2005) zum PK umfasste 62 Teilnehmer und in der Studie von Lempp (2005) zu den im PK zusätzlich zum Fachwissen vermittelten Kompetenzen, wurden 29 Probanden befragt. Aufgrund der großen Stichprobe dieser Studie konnten selbst für die Subgruppenbildung über 100 Probanden in die Analysen aufgenommen werden. Gleichzeitig konnten bei allen verwendeten Items mindestens 100 Antworten ausgewertet werden.

4.1.2 Material und Methodik

Um der im Abschnitt 1.7 geschilderten Fragestellung Rechnung tragen zu können und in Anbetracht der in Abschnitt 1.4 von Winkelmann (2007) geschilderten Schwierigkeiten, objektive und replizierbare Ergebnisse erzielen zu können, wurden in dieser Studie Befragungen von Studierenden mittels Fragebögen durchgeführt. Die von Winkelmann empfohlene Bildung einer Experimental- und einer Kontrollgruppe hätte nur durch eine grundlegende Veränderung des Curriculums erreicht werden können und die Entscheidung, der Hälfte des Semesters die Teilnahme am PK zwecks Bildung einer Experimentalgruppe zu versagen, hätte vermutlich nicht die Akzeptanz der Studierenden gefunden, wenn man bedenkt, welch hohen Stellenwert der PK für die Studierenden hat (vgl. Pabst, 1993 und 2002). Die einzige übergreifende Abfrage anatomischen Wissens, die einen Vergleich mit anderen Fakultäten mit anderem Curriculumsdesign ermöglicht hätte, findet im schriftlichen Physikum (M1) statt. Allerdings unterliegen die Ergebnisse in der M1-Prüfung multiplen persönlichen Einflussfaktoren. So sind sicherlich die Länge und Intensität der individuellen Physikumsvorbereitung sowie die Geschicklichkeit beim Beantworten von *multiple choice*-Fragen mit entscheidend. Die Untersuchung eines direkten Zusammenhangs zwischen verwendeter Lehrmethode und Noten wurde zudem verworfen, da Medizinstudierende normalerweise jede Veränderung oder Kürzung der Ausbildung durch persönliches Engagement kompensieren, um einen Kurs zu bestehen bzw. um eine gute Note zu schreiben (Winkelmann, 2007), da es sich bei Medizinstudierenden im Allgemeinen um eine selektierte Gruppe besonders leistungsbereiter Studierender handelt (Albanese, 2000). Ergebnisse des Physikums stellten für die zu untersuchende Fragestellung daher kein valides Messinstrument dar und wurden bewusst in der Analyse nicht berücksichtigt. Es zeigte sich außerdem, dass die untersuchte Ulmer Kohorte in der ärztlichen Vorprüfung im Fach Anatomie mit durchschnittlich 63,6% richtig beantworteten Fragen über dem bundesweiten Durchschnitt von 61,2% lag (Institut für medizinische und pharmazeutische Prüfungsfragen, Ergebnisinformation, 2008).

Zu den verwendeten Fragebögen ist nach Gesprächen mit den Teilnehmern festzuhalten, dass der 114 Items umfassende Stressverarbeitungsbogen von vielen Studierenden als zu lang empfunden wurde, so dass hier eventuell ein kürzeres Instrument die Bereitschaft der Befragten zur Teilnahme - insbesondere auch beim letzten Afz. - verbessert hätte. Für das Ausfüllen des gesamten Fragebogens wurden jeweils 90 Minuten veranschlagt, was die Kooperationsbereitschaft der Teilnehmer negativ beeinflusste. Hinsichtlich des Lernstilinventars wiederum hätte ein ausführlicheres und wissenschaftlich solideres Instrument die Ergebnisqualität verbessert und weiterführende Rückschlüsse ermöglicht. Hinsichtlich der höchstsignifikanten Veränderung der Lernstilskala „visuell" wäre es beispielsweise interessant, zu sehen, ob sich diese Veränderung mehr auf das allgemein visuelle Lernen – wie etwa die optische Erfassung des Präparationsgebietes am Körperspender – bezieht, oder eher das Lernen durch Lesen und Studieren von Graphiken betrifft. Diese Unterscheidung wurde in der Nachfolgeversion des verwendeten Instrumentes bereits vorgenommen. Zum Zeitpunkt der Konstruktion der Fragebögen erschien die Entscheidung für das verwendete Instrument jedoch aufgrund der generell niedrigen Validität verfügbarer Instrumente (Chapman and Calhoun, 2006; Cook and Smith, 2006) vertretbar. Insgesamt zeigte sich in der persönlichen Kommunikation mit den Teilnehmern eine gute Akzeptanz des eigenen Fragebogens und der verwendeten Instrumente. Es sei an dieser Stelle darauf hingewiesen, dass bei der Durchsicht der Ergebnisse und bei der Diskussion immer bedacht werden muss, dass die selbst formulierten Items die subjektive Einschätzung der Studierenden erfassen und nicht den jeweiligen Parameter selbst messen.

Die Entscheidung gegen die Übernahme der von der Faktorenanalyse in SPSS vorgeschlagenen Faktoren resultierte aus mehreren Überlegungen. Die Verwendung des selbst formulierten Faktors „Bedeutung des PK" anstelle des jeweiligen ersten errechneten Faktors erschien sinnvoll, da dessen Werte für Crohnbach's alpha zu allen drei Afz. höher waren als die der faktorenanalytisch bestimmten Faktoren, die inhaltlich die Bedeutung des Kurses erfasst hätten (jeweils der Faktor 1). Diese Faktoren bestanden zudem zu den drei Afz. aus z.T. unterschiedlichen Items. Ein konstruierter Faktor aus denjenigen 14 Items, die sowohl zum ersten als auch zum dritten Afz. dem Faktor 1 zugeordnet wurden und welcher somit auch eine Beurteilung im Verlauf ermöglicht hätte, wurde aufgrund der deutliche niedrigeren Werte für Crohnbach's alpha (im Vergleich zum eigenen Faktor „Bedeutung des PK") verworfen. Als weiteres Problem konnte die geringe durch die Faktoren repräsentierte Varianz identifiziert werden. Zudem konnten die für die Interpretation benötigten Kriterien nicht erfüllt werden: außer dem jeweiligen Faktor 1 - der aus den oben genannten Gründen nicht verwendet wurde, beinhaltete keiner der vorgeschlagenen Faktoren vier oder mehr Items mit einer Ladung über 0,6. Parallel dazu wies kein Faktor die für die Interpretation alternativ geforderten 10 Items mit Ladungen über 0,4 auf, noch konnten die Faktoren zu allen drei Afz. für 300 Teilnehmer berechnet werden. Bei der fünffaktoriellen Lösung bestand der Faktor 5 zum ersten und dritten Afz. nur aus 2 Items; wurde stattdessen eine drei- bzw. vierfaktorielle Lösung berechnet, mussten deutlich schlechtere Werte für Crohnbach's alpha hingenommen werden, sowie eine weitere Verringerung der durch die Faktoren repräsentierten Varianz.

4.1.3 Demographische Daten

Das durchschnittliche Alter der Studienteilnehmer von 22,5 Jahren war mit der Voraussetzung vereinbar, dass man, um am PK teilnehmen zu können, mindestens ein Jahr seines Studiums bereits abgeleistet haben muss. Außerdem hatten 35% der Teilnehmer des Kurses vor Aufnahme des Medizinstudiums bereits eine Ausbildung absolviert oder Wehrersatz- bzw. Wehrdienst abgeleistet. Diese Zahlen decken sich mit denen anderer Untersuchungen, nach denen nur 63,9% der Studentinnen und 64,7% der Studenten direkt nach der Schule das Medizinstudium beginnen. Auch die Anzahl der beruflichen Vorbildungen (35% - davon 52,3% im medizinischen Bereich) lag im Vergleich zu anderen Untersuchungen im Durchschnitt (Köhler und Kaiser, 2003).

Die Geschlechterverteilung in der Stichprobe (64,7% Frauen und 35,3% Männer) war mit der Geschlechterverteilung im Medizinstudium bundesweit konsistent. Deutschlandweit waren im Wintersemester 2003/2004 63,2% der Studierenden im ersten Fachsemester weiblich (Köhler et al., 2004). Der prozentuale Anteil an Wiederholern unter den Studienteilnehmern (2,5%) war niedriger als der offizielle Anteil an Wiederholern im Kurs, was sich dadurch erklären lässt, dass erstens nicht alle Wiederholer an der Einführungsveranstaltung zum ersten Afz, bei dem die demographischen Daten erhoben wurden, erneut teilnehmen wollten und zweitens nicht alle Wiederholer erneut am PK teilnehmen, sondern z.T. nur Leistungskontrollen wiederholen.

Auch die Angaben zu medizinisch tätigen Bezugspersonen und der Motivation, das Studium zu beginnen, zeigten keine wesentlichen Unterschiede im Vergleich zu den in der Literatur beschriebenen Kohorten. Auch bei diesen steht das Interesse am Fachgebiet und der Aspekt, helfen zu wollen sowie einer eigenverantwortlichen Tätigkeit nachzugehen, bei der Entscheidung für das Medizinstudium im Vordergrund (Köhler und Kaiser, 2003).

Unter demographischen Gesichtspunkten war die untersuchte Stichprobe somit repräsentativ für die Gesamtheit der Medizinstudierenden in Deutschland, wodurch – genau wie durch den großen Stichprobenumfang - eine vermehrte Generalisierbarkeit der weiteren Ergebnisse ermöglicht wird.

4.2 Standardisierte Instrumente und Lernstilinventar

4.2.1 FBM

Das Ergebnis des aus dem Fragebogen zur Makroanatomie (Egbert, 2005) entnommenen Faktors „Urteil PK" änderte sich nicht signifikant zwischen dem zweiten und dritten Afz. Dies zeigt, dass die Bedeutung, die dem Kurs beigemessen wurde, im Kursverlauf für die Gesamtkohorte konstant blieb. Vor allem die positiven Werte zum zweiten Afz. sind aussagekräftig, da dieser in einer Kursphase mit sehr hoher Belastung stattfand (wenige Tage vor dem dritten und umfangreichsten Testat), und nachdem die Studierenden bereits die zwei Monate mit der meisten Präparationsarbeit sowie zwei Testate hinter sich gebracht hatten. Die signifikanten Unterschiede, die sich in der Tabelle 4 beim Vergleich des Faktors „Urteil PK" mit der Referenzgruppe aus der Dissertation von Egbert (2005) aus Gießen zeigen, sind vermutlich Resultat der unterschiedlichen Zusammensetzung der untersuchten Stichproben und der Umstände der Befragungen. Während die Studierenden in Gießen jeweils zwei Wochen Zeit zum Ausfüllen der Bögen hatten, wurden die Fragebögen in Ulm innerhalb von 90 Minuten ausgefüllt, um eine präzise Momentaufnahme zu gewinnen. Zudem betrug der Rücklauf in der Arbeit von Egbert nur 39,7% zum ersten und 29,5% zum zweiten Afz., so dass sich vermutlich nur dem PK eher positiv gesinnte Studierende die Mühe machten, die Bögen auszufüllen und wieder mitzubringen. Letztendlich wurden somit nur die Daten von 62 Teilnehmern in die Studie aufgenommen. Dem gegenüber stehen die Rückläufe dieser Arbeit von 88%, 86% und 43% zu den drei Afz., die somit - wenn auch zum dritten Afz. in geringerem Maße - als repräsentativ angesehen werden können. Von den Gießener Studienteilnehmern verfügten zudem bereits 43,5% über eine medizinische Ausbildung und nur 59,6% der Teilnehmer befanden sich während der Durchführung der Studie im dritten Fachsemester. Von den Ulmer Teilnehmern befanden sich hingegen 85,9% im dritten Fachsemester und nur 20,6% der Gesamtkohorte verfügte über eine Ausbildung im medizinischen Bereich. Die unterschiedliche Verteilung der Fachsemester ergibt sich daraus, dass die Gießener Studierenden ihr Medizinstudium zum Winter- oder Sommersemester aufnehmen können und dementsprechend entweder im zweiten oder im dritten Fachsemester am PK teilnehmen.

4.2.2 Neo-FFI

Der Fragebogen zu Persönlichkeitsmerkmalen zeigte mehrere statistisch signifikante Abweichungen (vgl. Tab.6 und 7) von der in der Methodik beschriebenen Referenzgruppe. Demnach zeichneten sich die Teilnehmer der vorliegenden Studie durch höhere „Verträglichkeit", aber weniger „Offenheit für neue Erfahrung" aus. Es scheint naheliegend, dass eine Stichprobe, die nur aus Medizinstudierenden besteht, sich von der Normalbevölkerung unterscheidet - allein schon aufgrund des für die Aufnahme des Studiums erforderlichen Abiturs und der aufgrund des Numerus Clausus erforderlichen guten Noten. Hohe Werte in „Verträglichkeit" korrelieren zudem mit schulischem Erfolg (Laidra et al., 2007). Die geringere Wertschätzung für neue Erfahrungen könnte sich aus dem Charakter des „typischen" Medizinstudierenden ergeben, der ungewohnten Situationen kritisch bis skeptisch gegenübersteht und eher als faktenbezogen denn als experimentierfreudig und phantasievoll charakterisiert werden kann (Meit et al., 2007). In der vorliegenden Untersuchung wiesen Frauen zudem signifikant höhere Werte in der Skala „Gewissenhaftigkeit" auf. Meit et al. (2007) kommen diesbezüglich zu vergleichbaren Ergebnissen: trotz der Verwendung eines anderen Instruments („*The Sixteen Personality Factors Questionnaire*") identifizieren auch sie weibliche Medizinstudierende als signifikant mehr „*rule-conscious*" und „*perfectionistic*" als die Normalbevölkerung. Insofern können die Ergebnisse dieser Arbeit zumindest für andere Kohorten von Medizinstudierenden verallgemeinert werden.

4.2.3 Lernstilinventar

Der nach Fleming modifizierte Test zu Lerntypen ergab interessante Hinweise auf die von den Studierenden präferierte Form der Informationsvermittlung. Das ausschließliche Hören von Informationen war die am wenigsten verwendete Lernmethode unter den Studierenden. Zwar werden die Inhalte des Medizinstudiums nicht nur auditiv, z.B. durch den Vortrag des Dozenten, sondern auch visuell, z.B. in Form von *Powerpoint*-Präsentationen oder durch Lehrbücher, vermittelt, aber eine taktile Vermittlung der Lerninhalte ist oft nicht möglich oder wird nicht angeboten. Dabei bedeutet taktiler Lernstil im verwendeten Instrument konkret: „*to learn through touching and experiences that emphasize doing, physical involvement, and manipulation of objects*" (Lujan und Di Carlo, 2006: S.13). Dieser Mangel ist insofern von Nachteil, als dass die Mehrheit der Studierenden am besten lernt, wenn alle Sinne angesprochen werden (El Tantawi, 2009), was in den meisten Kursen des Medizinstudiums nicht gegeben ist. Gleichzeitig bevorzugt die Mehrzahl der Studierenden, die nur anhand einer bestimmten Modalität am besten lernen, eine auf der taktilen, aktiven Erarbeitung des Stoffes beruhende Wissensvermittlung (Lujan und Di Carlo, 2006). Die Autoren der genannten Studie kommen daher zu dem Schluss, dass Kurse, in denen die Lerninhalte über aktive Lernstrategien erworben werden, den Studierenden eher die Möglichkeit geben, entsprechend ihrer Präferenzen zu lernen, was wiederum zu einer besseren Wissensretention führt (Lujan und Di Carlo, 2006). Bezogen auf den PK ist festzustellen, dass der Kurs - anders als etwa das Lernen an Computermodellen - aufgrund der durchzuführenden Präparationen neben Sehen und Hören auch eine anspruchsvolle taktile Komponente enthält. Dass dem tatsächlich so ist, konnte anhand der signifikanten Veränderung des präferierten Lernstils der Stichprobe hin zu mehr taktilem Lernen gezeigt werden; die entsprechende Skala zeigte zum dritten Afz. den höchsten Mittelwert der drei Skalen.

Das bedeutet, dass am Ende des Kurses eine aktive, durch taktiles Erarbeiten geprägte Form des Wissenserwerbs dominierte. Der PK erfüllt somit die Forderung nach einer das aktive Lernen fördernden Lernsituation, von der die Mehrzahl der Studierenden profitieren dürfte (Lujan und Di Carlo, 2006). Aziz et al. (2002) weisen zudem darauf hin, dass eine auf der taktilen Erarbeitung basierende und mit den anderen Sinneserfahrungen kombinierte „Karte" des menschlichen Körpers eine unabdingbare Voraussetzung für die körperlichen Untersuchungen wie Perkussion und Palpation ist. Nicht abschließend zu erklären ist der signifikante Abfall in der Verwendung des visuellen Lernstils. Der visuelle Lernstil wird im Instruments allerdings durch Items beschrieben, die sich hauptsächlich auf Schreiben, Lesen und das Studieren von Diagrammen und Graphen beziehen (Lujan und Di Carlo, 2006) – dies wird der visuellen Erfassung der Strukturen am Körperspender nur wenig gerecht. Die Ergebnisse implizieren somit eher, dass der Wissenserwerb durch das Eigenstudium von Büchern und Vorlesungsmaterialien - aufgrund der Curriculumsstruktur die üblichste Form des Lernens (Lujan und Di Carlo, 2006) - im Verlauf des PK in den Hintergrund trat. Insgesamt bietet der PK der Mehrzahl der Studierenden die Möglichkeit, anhand ihres bevorzugten Stils zu lernen, wodurch sowohl die hohe Bedeutung des Kurses als auch die geringe Ausprägung des Wunsches, Teile der Präparationen vollständig zu ersetzen, mit begründet sein könnten.

4.3 Die Bedeutung des PK

Im Zentrum dieser Arbeit steht die Frage, wie die Studierenden die Bedeutung des PK für die Vorklinik, Klinik und ihre spätere ärztliche Tätigkeit einschätzen, ob der Kurs ein entbehrlicher Bestandteil des Curriculums ist oder als wichtige Erfahrung eingeschätzt wird. Als Grundlage hierfür dienten neben dem Ranking der vorklinischen Fächer der 11 Items umfassende Faktor „Bedeutung des PK" und die Hypothesen zu Fachwissen.

4.3.1 Ranking

Bereits die Ergebnisse des Rankings liefern einen Hinweis auf die herausragende Bedeutung des PK, die ihm im Rahmen der vorklinischen Ausbildung von den Studierenden beigemessen wird. Die Teilnehmer bestätigten explizit, dass der PK der wichtigste Kurs der Vorklinik ist. Zu einem ähnlichen Ergebnis kommen Pabst in Untersuchungen zum selben Thema, denen zufolge 94% der Medizinstudierenden Anatomie für ein essentielles Fach halten (Pabst, 1994) bzw. für wichtiger als alle anderen Vorklinik-Fächer (Pabst, 1995). Die hohe Übereinstimmung zwischen den Ergebnissen dieser Arbeit und denen von Pabst zeigt, dass der Kurs - ungeachtet der beschriebenen Änderungen - in den über 10 Jahren, die zwischen den Untersuchungen liegen, für angehende Ärzte nicht an Bedeutung eingebüßt hat.

4.3.2 Faktor „Bedeutung des PK"

Im Faktor „Bedeutung des PK" maßen die Studierenden dem Kurs für die Vorklinik, Klinik und die ärztliche Tätigkeit durchgehend eine hohe Bedeutung bei, wobei der Kurs am bedeutsamsten in Hinblick auf das gesamte Studium angesehen wurde. Diese Ergebnisse sind mit denen anderer Autoren konsistent. In ihrer Studie von 2007 zeigten Moxham und Plaisant, dass Studierende in Cardiff und Paris den PK als sehr bedeutsam für ihre Ausbildung einschätzen und diese positive Einschätzung im gesamten Kursverlauf und auch nach Ende des Kurses erhalten bleibt. Wie im Ergebnisteil dargestellt, hielten die Teilnehmer vorliegender Studie die Inhalte des PK nicht nur im Kontext des Studiums, sondern auch für die ärztliche Tätigkeit als Internist, Allgemeinmediziner oder Chirurg für wichtig. Während der Kurs zum dritten Afz. für alle Spezialisierungen etwa gleich wichtig eingeschätzt wurde, hielten vor dem Kurs viele Studierende Anatomie besonders für eine chirurgische Ausbildung für essentiell. Vermutlich resultierte diese Einschätzung aus den Parallelen, die die Arbeit im PK auf den ersten Blick zu einer Operation aufweist. Im Kurs werden zwar die Identifizierung und das Freilegen von Strukturen und der Umgang mit dem Skalpell gelehrt (Gunderman und Wilson, 2005), aber keine chirurgischen Prozeduren. Diese Ansicht schienen auch die Studierenden nach dem Kurs zu teilen, auch wenn profunde anatomische Kenntnisse zum dritten Afz. weiterhin als besonders wichtig für chirurgische Spezialisierungen angesehen wurden. Der hohe Wert, der dem PK für das gesamte Studium und auch für die Ausbildung von Allgemeinmedizinern und Internisten (stellvertretend für die nicht operativen Fächer) eingeräumt wurde, zeigt, dass die Studierenden nicht die Meinung von Autoren teilen, denen zufolge der PK nur in der Facharztausbildung und nur *„for those contemplating a career in a procedurally-based specialty, such as surgery"*, angeboten werden sollte und alle anderen an *prosections* und virtuellen Darstellungen lernen sollten (Collins, 2009; S. 20). Die Studierenden sprachen sich explizit für den Erhalt des PK mit Dissektion am Körperspender aus, da die Abschaffung des PK die Qualität des Medizinstudiums herabsetzen würde. Die Tatsache, dass sich diese Einschätzung zum Ende des Kurses sogar noch signifikant verstärkte, zeigt, dass für die Studierenden die Vorteile der Dissektion am Körperspender im Vordergrund stehen. An dieser Stelle sei nochmals auf die hohen Mittelwerte der Skala „Urteil PK" des FBM und vor allem auf den Wert in der Mitte des Kurses verwiesen, mit dem die Studierenden selbst unter maximaler Lernbelastung die hohe Bedeutung des Kurses bestätigten. Diese Daten stützen die Ergebnisse anderer Autoren: bei Pabst (2002) verneinten 87% der Befragten, dass es besser wäre, die Dissektion durch andere Lehrmethoden zu ersetzen, während in einer Studie von Holla et al. (2009) sogar 91% die Dissektionen für sehr hilfreich hielten und sich daher in der Mehrheit gegen die Abschaffung der Verwendung von Körperspendern für die Dissektion aussprachen.

Als einen möglichen Grund für das hohe Maß an Zustimmung zu dem Kurs konnte Pabst (2002) eruieren, dass zwischen 81-95% der Studierenden sich durch einen PK sehr gut bis befriedigend auf Prüfungen und die spätere ärztliche Tätigkeit vorbereitet fühlen. Zudem halten 89% der Studierenden die Dissektion für hilfreich oder sehr hilfreich, um profunde Anatomiekenntnisse zu erwerben. Als Grund nennen die Autoren die Einschätzung der Studierenden, nach welcher die durch Dissektion vermittelten Kenntnisse vollständiger und besser zu erinnern sind als bei anderen Lehrmethoden (Pabst, 2002). Für die Teilnehmer einer Studie von Arroyo-Jimenez et al. (2005) resultierte die überragende Bedeutung der Dissektion des Körperspenders vor allem aus der Möglichkeit, sich mit den realen menschlichen Strukturen auseinandersetzen zu können, weshalb sie die Dissektion als besonders effiziente und effektive Art der Wissensvermittlung einschätzten. Von der untersuchten Ulmer Stichprobe erlebte zudem die Mehrheit der Studierenden den Kurs als einschneidendes, die persönliche Entwicklung beeinflussendes Erlebnis; ein Ergebnis, dass von mehreren anderen Autoren auch beschrieben wird (Netterstrøm und Kayser, 2008; Prakash et al., 2007; Egbert, 2005). Die Einzigartigkeit des Kurses ergibt sich unter anderem daraus, dass es keinen vergleichbaren Kurs gibt und die Studierenden - zumindest in Ulm - weder im Pathologie- noch im Rechtsmedizinkurs noch einmal einen vergleichbar langen und intensiven Kontakt zu einer Leiche haben werden. Im Begleitheft zum Kurs werden im Kapitel zur psychologischen Vorbereitung auf den Kurs die „Neuigkeit der Erfahrung, [die] Verletzung von Intimitätsgrenzen, [die] Konfrontation mit der körperlichen Zerstörung, [die] Konfrontation mit Todesängsten, aber auch Fragen der menschlichen Existenz, [die] mangelnde Selbstbestimmung, da Pflicht zur Teilnahme, [die] Konfrontation mit Ekel und Abscheu [und die] hohe sozialer Kontrolle durch Beobachtung durch Kommilitonen" (Institut für Anatomie und Zellbiologie der Universität Ulm, Lernzielkatalog Humanmedizin, 2009; S.19) als Merkmale beschrieben, mit denen die Teilnehmer zurecht kommen müssen und die den Kurs außergewöhnlich machen. Swick (2006) vermutet den Einfluss des Kurses auf die Entwicklung der Studierenden darin, dass der Kurs ausschließlich Medizinern vorbehalten ist und die Studierenden somit gegenüber Kommilitonen anderer Studiengänge und ihrem Bekanntenkreis abgrenzt, weshalb Madill und Latchford (2005) den PK als den Zeitpunkt ausmachen, zu welchem die Studierenden eine „ärztliche Identität" annehmen. Der PK dient somit auch als universell anerkannter erster Schritt zum „Arzt werden" und bildet eine Grundlage des späteren Status' des Arztes.

Bei der kritischen Betrachtung der Ergebnisse stellt sich natürlich die Frage, ob Studierende im dritten Semester die Bedeutung eines vorklinischen Kurses für den klinischen Abschnitt und die ärztliche Tätigkeit überhaupt abschätzen können. Auer und McDonald (2003) bejahen dies, da die Studierenden auch zu diesem frühen Zeitpunkt ihrer Ausbildung in der Lage seien, fundierte Anatomiekenntnisse als Basis einer jeden Anamnese, körperlichen und radiologischen Untersuchung und invasiven Prozedur zu erkennen und daher als entsprechend bedeutsamen Teil des Studiums erachten. Zu dem gleichen Schluss kommt auch Magtibay (2008), der feststellen konnte, dass Studierende erkennen, dass die im PK erworbenen Kenntnisse die Basis der Lehrinhalte des klinischen Abschnitts bilden und somit erst die Verknüpfung der Grundlagenfächer mit den klinischen Disziplinen ermöglichen. Die Ergebnisse einer Studie von Hofer et al. (2006), nach der auch noch Facharztprüflinge retrospektiv den PK als wichtigsten Kurs der Vorklinik (chirurgische Fächer) oder als zweitwichtigsten Kurs einordnen (nicht-operative Fächer), stützen diese Einschätzungen. Pabst und Rothkötter (1997) zeigten in einer Umfrage unter Assistenzärzten, dass von diesen 86% Anatomie für fundamental und von der klinischen Relevanz her nur mit der Inneren Medizin vergleichbar halten. Im Gegensatz zu den Ergebnissen von Hofer et al. korreliert bei dieser Studie die Einschätzung der Relevanz nicht mit der jeweils gewählten Fachrichtung, sondern wird für alle Fächer gleichermaßen bestätigt. Beide Studien belegen somit, dass die hohe Bedeutung, die dem PK von Studierenden beigemessen wird, nicht auf Mangel an Erfahrung und altersbedingter Fehleinschätzung beruht, sondern über das Studium hinaus konstant bleibt.

Gleichzeitig stehen die vorliegenden Ergebnisse des Faktors „Bedeutung des PK" in deutlichem Gegensatz zu denen von Nnodim (1997), nach denen die Dissektion ineffizient sei und deshalb von den Studierenden nicht gewünscht wird. Außerdem zeigen sich Unterschiede zu den Ergebnissen von Dinsmore et al. (1999), nach denen vor dem Kurs 8,5% und nach dem Kurs 15,8% der Studierenden die Dissektion gegenüber dem Studium anhand von vorgefertigten Präparaten und Atlanten bevorzugen. Diese Diskrepanzen lassen sich dadurch erklären, dass bei Nnodim (1997) im besten Fall ein Körperspender für 21 Studierende zur Verfügung stand, während in Ulm maximal 12 Studierende an einem Tisch arbeiten. Bei einer größeren Anzahl an Studierenden verringert sich natürlich die Möglichkeit, selbst aktiv zu präparieren, wodurch sich auch der Erkenntnisgewinn des Einzelnen verringert. Dementsprechend schreibt der Autor auch, dass die Anatomiekenntnisse in dem beschriebenen Kurs hauptsächlich durch Lesen und im Eigenstudium zu Hause erworben werden, während in Ulm jeder Kursteilnehmer genügend Zeit und Platz hat, im Kurs und neuerdings auch an den Übungsnachmittagen, selbst zu präparieren. Gleiches gilt vermutlich für den von Dinsmore et al. beschriebenen PK (1999), der sich nur über 10 Wochen erstreckte, mit 3 Stunden pro Woche. Im Kurs standen zudem Fallberichte und Präsentationen an vorpräparierten Körperspendern im Vordergrund. Die Studierenden durften lediglich freiwillig bei den vorbereitenden Präparationen helfen und in ihrer Freizeit selbstständig präparieren, wenn der Saal nicht belegt war. Der Ulmer Kurs hingegen umfasst 14 Wochen à 6 Wochenstunden, in denen die selbstständige Arbeit an den Körperspendern obligat ist. Ohne Zweifel ist beispielsweise die vor allem zu Kursbeginn häufige Präparation von Fettgewebe und Faszien mit einem erheblichen Zeitaufwand verbunden, aber gleichzeitig wird den Teilnehmern so die Möglichkeit gegeben, den Umgang mit dem Skalpell zu erlernen und sich an die Situation zu gewöhnen. Es kann somit geschlussfolgert werden, dass ein PK so strukturiert sein muss, dass alle Studierenden ausreichend Zeit für das selbstständige Präparieren zur Verfügung haben, wofür wiederum genügend Körperspender, Raum, Zeit und Personal vorhanden sein müssen. Gleichzeitig lässt sich aus dem Vergleich der Ergebnisse ablesen, dass nicht das „Ergebnis" der Arbeit, also der vollständig präparierte Körperspender, sondern vielmehr der Weg dahin und die insgesamt im Präpariersaal gemachten Erfahrungen für die Bedeutung des Kurses und den Einfluss auf die Studierenden entscheidend sind.

4.3.3 Hypothesen zu Fachwissen

Wie in Hypothese 1a formuliert, hielten die Studierenden die Präparation am Körperspender für unabdingbar zum Erlernen der anatomischen Fakten, was die Bedeutung der Körperspender abermals unterstreicht. Die Ergebnisse der Hypothese 1b erklären, warum der PK ein geeignetes Instrument zur Vermittlung von Fachwissen ist, denn auch wenn sich hinsichtlich der Einschätzung, ob die Arbeit am Körperspender hilfreich für das Verständnis theoretischer Vorkenntnisse, Topographie und Größenverhältnissen ist, keine signifikante Änderung feststellen ließ, so signalisieren die hohen Mittelwerte doch die starke Zustimmung der Studierenden. Diese Ergebnisse bestätigen die von Arroyo-Jimenez et al. (2005) formulierte These, nach der die Arbeit im Präpariersaal als Möglichkeit empfunden wird, die in Büchern und Atlanten präsentierte Theorie in die Praxis zu übertragen. Auch für andere Autoren resultiert die Bedeutung des PK für die Studierenden aus dem Erwerb einer räumlichen, dreidimensionalen Vorstellung des menschlichen Körpers (Gogalniceanu et al., 2008) und der Fähigkeit, Topographie und Größenverhältnisse richtig ein- und zuordnen zu können (Chambers und Emlyn-Jones, 2009). Der dritte Aspekt der Hypothese, nach der von den Studierenden selbst präparierte Bereiche besser im Gedächtnis bleiben als andere, erfuhr sogar gegen Kursende signifikant mehr Zustimmung als vor dem Kurs, d.h. im Gegensatz zu den anderen Teilaspekten wurden in diesem Bereich die Erwartungen vor dem Kurs nicht nur erfüllt, sondern übertroffen. Johnson (2002) zeigt, dass Studierende in Examina zu den Bereichen, die sie selber präpariert haben, besser abschneiden als in anderen, was zeigt, dass der subjektiven Einschätzung der Ulmer Studierenden ein objektives Äquivalent gegenübersteht. Als mögliche Erklärung für die verbesserte Wissensretention formulieren Rath und Garg (2006), dass die aktive Dissektion ein photographisches Abspeichern der bearbeiteten und gesehenen Strukturen fördert und den späteren Zugriff auf diese gespeicherten Bilder erleichtert. Diese Ursachen - der akademische Nutzen für Studium und Arbeit - können auch für die für diese Studie untersuchte Kohorte angenommen werden und haben sicherlich zu der positiven Bewertung des Kurses beigetragen.

4.3.4 Gewünschte Veränderungen

Die Ergebnisse hinsichtlich der Verwendung von Körperspendern im Kurs sind zwar als klares Votum für den Erhalt derselben aufzufassen, aber auch die Verwendung von Computern als Hilfsmittel wird generell von den Studierenden begrüßt – wenn auch in keinem Bereich als kompletter Ersatz gewünscht. Zudem wurde deutlich, dass die Teilnehmer der Meinung waren, dass durch zusätzliche computerbasierte Lehrangebote vor allem die Vermittlung klinischer Aspekte und von Inhalten des zentralen Nervensystems profitieren würde. Die wachsende Bedeutung von Internet und Computerprogrammen für die Vermittlung anatomischen Wissens (Jastrow und Vollrath, 2003) wurde somit von den Kursteilnehmern bestätigt. Sie teilen die Meinung anderer Autoren (Adamczyk et al., 2009; Gillingwater, 2008), denen zufolge diese Programme im Kurs aber nur ergänzenden Charakter haben sollten. Die Studierenden der untersuchten Kohorte gehören zu einer Generation, die mit Computern und Internet aufgewachsen ist und welche diese Ressourcen auch in anderen Bereichen ihres Lebens nutzt, weshalb sie sich vermutlich auch für die Integration dieser Lehrmethoden aussprechen. Um den PK zu optimieren, sollten daher neue Medien bei der Dissektion des zentralen Nervensystems ergänzend integriert werden; anders als bei den anderen Abschnitten des Körpers, handelt es sich hier, makroskopisch gesehen, um einen kleinen Bereich, der zudem schwer zugänglich ist und den Studierenden kaum Gelegenheit zum selbstständigen Präparieren gibt. Limitierungen, die sich durch diese erschwerten Präparationsbedingungen ergeben, könnten somit aufgefangen werden. Es kann vermutet werden, dass sich zudem der komplexe mikroskopische Aufbau sowie das funktionelle Zusammenspiel der beteiligten Areale durch entsprechende Programme besser visualisieren und verstehen lassen als nur durch makroskopische Schnittpräparate. Diese Möglichkeit zur Verknüpfung anatomischer und physiologischer Details ist als einer der Hauptvorteile von Computern im PK anzusehen (Collins, 2009). Die Bedeutung für die Vermittlung der klinischen Aspekte resultiert daraus, dass die Studierenden im späteren Berufsleben anatomische Strukturen häufig anhand radiologischer Bildgebung sowie endoskopischer Verfahren begutachten und beurteilen können müssen. Im PK lassen sich durch entsprechende Bilder und klinische Fälle die Befunde direkt mit den an den Körperspendern präparierten Strukturen vergleichen und ermöglichen somit eine enge Verknüpfung von Kursinhalten und klinischen Korrelaten (Drake et al., 2009).

4.4 Ärztliche Professionalität

An dieser Stelle werden die Hypothesen diskutiert und interpretiert, die sich unter dem Begriffen der ärztlichen Kompetenz und Sozialkompetenz zusammenfassen lassen und Bestandteile des Ulmer Ausbildungsprofile sind.

4.4.1 Hypothesen zu Teamgeist und Teamfähigkeit

Die Kursteilnehmer schätzten Teamfähigkeit als eminent wichtig ein. Gleichzeitig bestätigten die Teilnehmer statistisch signifikant, dass sich im Kursverlauf ein starkes Gemeinschaftsgefühl unter den Teilnehmern entwickelte und die Studierenden freundschaftlicher und kooperativer miteinander umgingen, als sie dies vor Kursbeginn erwartet hätten. Interessanterweise ließ sich jedoch hinsichtlich der Frage, ob sich die Teamfähigkeit der Teilnehmer im Kursverlauf verbessert hätte, statistisch gesehen nur eine positive Tendenz feststellen. Bei der Interpretation dieses Ergebnisses sollte Folgendes beachtet werden: Medizinstudierende sind besonders perfektionistische und kompetitive Studierende (Meit et al., 2007), die sich sowohl im Rahmen der Zulassung als auch im Curriculum selbst einem starken Wettbewerb ausgesetzt sehen und deren Selbstwertgefühl sich zu einem beträchtlichen Teil aus akademischen Leistungen speist (Madill und Latchford, 2005). Sie können daher als besonders zielstrebig und wettbewerbsorientiert Lernende eingestuft werden (Slotnick und Hilton, 2006). Auf der anderen Seite stehen die Anforderungen der Tätigkeit in der Krankenversorgung, die immer eine Gruppenverantwortung ist und in der die verschiedenen Parteien gezwungen sind, zu kooperieren, eigene Interessen unterzuordnen und sich auf die Fähigkeiten anderer zu verlassen (Pawlina et al., 2006), weshalb Ärzte unbedingt über Teamfähigkeit verfügen müssen (Hamilton et al., 2008). Aus dieser Notwendigkeit erklärt sich auch die Aufnahme des Lernziels „Teamfähigkeit" ins Ulmer Ausbildungsprofil. Bezogen auf den PK stellt sich die Frage, ob den zielstrebigen, wettbewerbsorientierten Medizinstudierenden im Kurs Teamfähigkeit vermittelt werden kann und damit ein Aspekt des Ulmer Ausbildungsprofil erfüllt werden kann.

Es sei erwähnt, dass die Studierenden auch in anderen Kursen des Medizinstudiums zu Gruppenarbeit angehalten werden, aber der PK trotzdem diesbezüglich eine Sonderstellung einnimmt, da die Studierenden keinen Einfluss darauf nehmen können, mit wem sie am Tisch arbeiten. Die Zuteilung wird von der Abteilung übernommen, wodurch die Teilnehmer hauptsächlich mit Kommilitonen zusammenarbeiten, die sie kaum kennen. Außerdem beschränkt sich die Zusammenarbeit nicht auf die Vorbereitung eines Referats oder einer Hausarbeit, sondern erstreckt sich über vier Monate, in denen sie für mindestens sechs Stunden die Woche an einem gemeinsamen „Projekt" arbeiten und sich gemeinsam einer akademisch wie emotional herausfordernden Situation stellen müssen. Dadurch lässt sich die Situation im Krankenhaus realitätsnah abbilden, da man sich auch dort die Kollegen nicht aussuchen kann aber gleichzeitig täglich auf sie angewiesen ist.

Den vielleicht unerwartet freundlichen und kooperativen Umgang innerhalb der Gruppen erklären Slotnick und Hilton (2006) damit, dass die Studierenden für den eigenen Vorteil kooperatives Verhalten zeigen, um im Gegenzug vom Wissen der anderen zu profitieren. Swick (2006) hingegen vermutet, dass die Studierenden Teamfähigkeit und das Unterordnen der eigenen Interessen erlernen, da sie zum ersten Mal im Studium gemeinsam für eine Arbeit verantwortlich sind, die nur gelingen kann, wenn alle zusammen arbeiten. Dies manifestiert sich in der Praxis unter anderem darin, dass für insgesamt unzureichende oder nicht sorgfältig durchgeführte Präparationen am Prüfungstag der gesamte Tisch und nicht einzelne Studierende verantwortlich gemacht werden, weshalb laut O`Connell und Pascoe (2004) jeder korrekt präparierte Körperspender ein Resultat guter Teamarbeit ist. Dieselben Autoren vermuten, dass die Studierenden im Kurs erkennen, dass es sich akademisch gesehen für alle lohnt, Informationen und Wissen zu teilen und anderen zu helfen, während Aziz et al. (2002) die emotional ungewohnte Situation als Triebfeder für die unterstützende Haltung sehen.

Die Ergebnisse der vorliegenden Arbeit demonstrieren, dass sich die Studierenden in der Tat kooperativ zeigen, sich ein Gemeinschaftsgefühl entwickelt und auch die Bedeutung von Teamfähigkeit für konstruktives Arbeiten erkannt wird. Hinsichtlich der Chance zur Verbesserung der Teamfähigkeit des Einzelnen, muss auch in Betracht gezogen werden, dass der PK zwar ein geeigneter Ort ist, um Teamfähigkeit zu vermitteln, dass aber diese Möglichkeit nur maximal ausgeschöpft wird, wenn das Verhalten in der Gruppe auch aktiv untersucht und wo nötig korrigiert und gefördert wird (Eggers et al., 2007). Somit lässt sich schlussfolgern, dass der PK in der Lage ist, diesen Aspekt des Ulmer Ausbildungsprofils zu erfüllen, auch wenn sich das Potenzial des Kurses diesbezüglich noch weiter ausschöpfen ließe - etwa indem die Studierenden mehr dazu verpflichtet würden, sich gegenseitig zu unterrichten (Arroyo-Jimenez et al., 2005), um so noch mehr Verantwortung für den Lernerfolg der anderen zu tragen.

4.4.2 Hypothesen zu Zeitmanagement, Selbstdisziplin, Frustrationstoleranz und Umgang mit Stress

Von den formulierten Hypothesen konnten alle drei Hypothesen zum Thema Stress – also ob ein professioneller Umgang mit Stress gelehrt wurde, ob die Teilnehmer Strategien erlernten, um auch unter hoher Arbeitsbelastung konzentriert arbeiten zu können und ob sie sich hinreichend auf die Anforderungen des Berufslebens vorbereitet fühlten - mit höchstsignifikantem Ergebnis bestätigt werden. Hierzu ist anzumerken, dass die Mittelwerte zum ersten Afz. demonstrieren, dass die Ergebnisse nicht durch die Ahnungslosigkeit der Teilnehmer hinsichtlich der sie erwartenden Arbeitsbelastung hervorgerufen wurden, sondern die realistische Einschätzung noch übertroffen wurde. Zudem gaben die Studierenden eine signifikant verbesserte Frustrationstoleranz an und hatten vor dem Kurs hohe Erwartungen bezüglich des Erlernens von Zeitmanagement und Selbstorganisation und Verbesserung ihrer Selbstdisziplin, die auch erfüllt werden konnten. Bei den Hypothesen zum Thema Stress ist zunächst zu überlegen, wodurch der Stress bei den Teilnehmern hervorgerufen wird. Wie beschrieben (Böckers et al., 2010), stellten die Körperspender während des Kurses eine geringere psychische Belastung dar als vor dem Kurs, so dass der Umfang des Lernstoffes und die Arbeit im Präpariersaal vermutlich die hauptsächlichen psychischen Belastungen für die Studierenden darstellten. Auch andere Autoren bestätigen, dass die Konfrontation mit dem Körperspender als Stressor während des Kurses in den Hintergrund tritt (Dyer und Thorndike, 2000). Dies erklärt auch die erhaltene Leistungsfähigkeit der Teilnehmer, da sie den Kurs eher als akademische Herausforderung betrachten, gegenüber welcher die Belastungen auf emotionaler Ebene an Bedeutung verlieren (O´Carroll et al., 2002). Die akademische Herausforderung liegt beim PK darin, dass viele der Studierenden zum ersten Mal in ihrem Studium deutlich mehr Informationen verarbeiten müssen, als sie theoretisch behalten können - in Kombination mit hohem Prüfungs- und Zeitdruck (Swick, 2006). Den Teilnehmern bleibt somit gar nichts anderes übrig, als durch Selbststrukturierung und Selbstdisziplin die eigenen Ressourcen optimal zu nutzen und diese Organisation über den gesamten Kursverlauf aufrecht zu erhalten. Theoretisch würden sich die genannten Kompetenzen vielleicht auch in anderen Kursen erwerben lassen, allerdings tragen die Studierenden im PK aufgrund der in Abschnitt 4.4.2 beschrieben Konstellation zusätzlich für den Erfolg der Gruppe Verantwortung. Zudem erfordert die Verknüpfung der im Kurs erlebten Mischung aus taktilen und visuellen Eindrücken mit dem dahinter stehenden theoretischen Konzept von den Studierenden neben dem konzentrierten Arbeiten im Kurs auch ein intensives Eigenstudium und den Besuch der Vorlesungen und Seminare, denn wer nicht weiß, wie und wo er nach einer bestimmten Struktur zu suchen hat und wie diese beschaffen ist, wird kaum vom Kurs profitieren (Arraez-Aybar et al., 2008). All diese Faktoren erhöhen die Anforderungen an die Studierenden zusätzlich. Da diese Situation über den gesamten Kursverlauf gleich bleibt, müssen sich die Studierenden immer wieder selbst motivieren und Wege finden, den Kurs nicht nur zu überstehen, sondern auch von der Herausforderung zu profitieren (Netterstrøm und Kayser, 2008). Die signifikante Verbesserung der Frustrationstoleranz der Teilnehmer zeigt, dass die Studierenden durchaus in der Lage waren, adäquate Strategien zu entwickeln, um auch angesichts dieser hohen akademischen Anforderungen emotional stabil zu bleiben. Auf die von anderen Autoren beschriebenen Module mit Anleitungen zur Selbstinstruktion und zur Vorbereitung auf die Anforderungen des ärztlichen Berufslebens (Goldie et al., 2007) kann somit verzichtet werden, da dieser Aspekt des Ulmer Ausbildungsprofils im PK selbst erfüllt werden konnte.

4.4.3 Hypothese zur Reflexion über die eigenen Fähigkeiten und Kompetenzen

Der PK regte die Studierenden, wie vermutet, vermehrt zur Reflexion über die Grenzen der eigenen Fähigkeiten und Kompetenzen an. Es verwundert nicht, dass der PK den Studierenden hilft, ihre eigenen Grenzen zu erkennen und mit diesen umzugehen, wenn man bedenkt, dass der Kurs die Teilnehmer in mehrerer Hinsicht vor neue Herausforderungen stellt. Auf der einen Seite sehen sich die Studierenden einer scheinbar grenzenlosen Menge an Informationen gegenüber, die sie innerhalb kurzer Zeit theoretisch durchdringen und in Prüfungen reproduzieren sollen; dadurch stoßen sie an ihre intellektuellen Grenzen und müssen genau überlegen, welche Zeit sie für welche Stoffmenge benötigen bzw. welchen Anteil der Stoffmenge sie überhaupt in der vorhandenen Zeit lernen können (McGarvey et al., 2001). Auf der anderen Seite stehen die Konfrontation mit dem Tod und die Auseinandersetzung mit den Körperspendern, weshalb der Kurs auch die Selbstreflexion auf emotionaler Ebene fördert. Für Lachman und Pawlina (2006) stellt die Entwicklung der Fähigkeit zur kritischen Reflexion über das eigene Handeln und die eigenen Grenzen sogar eines der Hauptlernziele des Kurses dar, welches im Ulmer Kurs angesichts des signifikanten Ergebnisses der Hypothese offensichtlich erreicht wurde. Somit werden die Teilnehmer des PK zur im Ulmer Ausbildungsprofil geforderten „Beachtung der eigenen Grenzen, [zu] Selbstkritik, [und zu] Selbstreflexion" befähigt (Medizinische Fakultät der Universität Ulm, Ulmer Ausbildungsprofil Humanmedizin, 2007; S.1). Halpern (2007) weist darauf hin, dass eben diese Auseinandersetzung mit den eigenen Fähigkeiten und Kompetenzen nicht nur im Kontext des Kurses, sondern gerade für die spätere ärztliche Tätigkeit eminent wichtig ist, da Ärzte, die nicht zu effizienter Selbstreflexion in der Lage sind, dazu neigen, schwierige Patienten zu pathologisieren, ignorieren oder abzulehnen (Halpern, 2007).

4.4.4 Hypothesen zu Lernen

Die hochsignifikanten Ergebnisse beider Hypothesen hinsichtlich des Erwerbs von Lernstrategien und des Nutzens des PK zum selbstständigen Lernen lernen, lassen die Wichtigkeit dieses Themas erkennen und zeigen gleichzeitig, dass der PK dem Einzelnen „das Wissen, die Fertigkeiten und die Einstellungen, die ihn zum lebenslangen Lernen befähigen" (Medizinische Fakultät der Universität Ulm, Ulmer Ausbildungsprofil Humanmedizin, 2007; S.1), vermittelt. Percac und McArdle (1997) identifizieren den PK als den Kurs des Curriculums, in dem die Lerntechniken vermittelt werden, die den Studierenden den lebenslangen, selbstständigen und effizienten Wissenserwerb ermöglichen. Die Ergebnisse der vorliegenden Untersuchung zeigen, dass sich diese Einschätzung mit derjenigen der Studierenden deckt. Da die Frage, ob die genannten Qualitäten in anderen Fächern oder mittels einer anders strukturierten anatomischen Lehre auch vermittelt werden könnten, an dieser Stelle nicht geklärt werden kann, soll eruiert werden, warum die Studierenden nach bestandenem Abitur und zwei Semestern Medizinstudium ausgerechnet im PK angaben, das Lernen gelernt und wichtige neue Lernstrategien erworben zu haben. Ein Grund ist sicherlich, dass angesichts der großen Stoffmenge und der vielen anatomischen Details sowie des straffen Zeitplans des Kurses, die Studierenden dazu gezwungen sind, ein kompetentes „Informationsmanagement, d.h. Beschaffen, Bewerten und Einordnen von Informationen" (Medizinische Fakultät der Universität Ulm, Ulmer Ausbildungsprofil Humanmedizin, 2007; S.1) zu entwickeln. Sie müssen lernen, Wichtiges von weniger Wichtigem zu trennen und zielorientierte Lernstrategien erwerben, die es ihnen ermöglichen, den Kurs trotz des umfangreichen Lernzielkatalogs erfolgreich zu absolvieren. Zum anderen leistet der PK, was beispielsweise Aziz et al. (2002) an anderen Kursen des Medizinstudium kritisieren, nämlich, dass er anstatt des dozentenzentrierten, passiven Wissenserwerbs die Studierenden darin trainiert, theoretisches Wissen praktisch umzusetzen und in realistischen Situationen anzuwenden. Das selbstständige Erarbeiten, Erkennen und Bewerten von Strukturen steht im Vordergrund, und die Einordnung in den Gesamtkontext erfordert eine kritische Analyse der Situation und ein problemorientiertes Vorgehen (Granger und Calleson, 2007). Diese Erfahrung des selbstständigen, aktiven Lernens hat vermutlich auch dazu beigetragen, dass die entsprechenden Hypothesen angenommen werden konnten, zumal Wissen besser behalten wird, wenn die Studierenden aktiv in den Lernprozess involviert sind (Bergman et al., 2008) und die Vermittlung der Kursinhalte die Integration möglichst vieler Sinne beinhaltet (Gillingwater, 2008). Da auch in den drei praktischen Prüfungen an den Körperspendern die im Kurs zu erarbeitenden Zusammenhänge und die Orientierung am Körperspender im Vordergrund stehen, können die Studierenden ihr durch ihr neues Lernverhalten erworbene Wissen direkt anwenden. Die Ergebnisse der Hypothesen zeigen somit, dass sich die Lerngewohnheiten der Teilnehmer nicht nur – wie bereits im Lernstilinventar gemessen – deutlich verändern, sondern auch, dass diese Veränderungen sich positiv auswirken und die Teilnehmer davon profitieren.

4.5 Die psychische Komponente des Kurses

4.5.1 Hypothesen zur Reflexion über Tod und Sterben und ethische Fragestellungen

Anders als erwartet, sank im Kursverlauf die Motivation der Studierenden, sich gedanklich mit dem Thema Tod und Sterben und ethischen Fragestellungen auseinanderzusetzen oder sich mit ihren Kommilitonen darüber auszutauschen. Ebenso nahm der Einfluss des Kurses auf die Einstellung zur eigenen Sterblichkeit ab. Aufgrund der intensiven, viermonatigen Konfrontation mit dem Tod, die gleichzeitig für viele der Kursteilnehmer der erste Kontakt mit einer Leiche war, scheint es zunächst wenig naheliegend, dass die Studierenden sich nicht mit dem Tod auseinandersetzten. Auch in der Literatur wird der PK als ein Abschnitt der intensiven Beschäftigung mit Tod und Sterben charakterisiert. Laut einer Studie von McGarvey et al. (2001) provoziert die Teilnahme am Kurs bei über der Hälfte der Teilnehmer eine intensive Reflexion über den Tod im Allgemeinen, den Tod von Freunden und Verwandten und die eigene Sterblichkeit. So erwarteten auch die Studierenden vor Kursbeginn sowohl die gedankliche Auseinandersetzung als auch Gespräche mit Kommilitonen diesbezüglich. Diese Auseinandersetzung mit dem Tod, der eigenen Sterblichkeit und ethischen Fragestellungen fand jedoch deutlich weniger statt als erwartet, wobei sich die niedrigsten Werte zur Kursmitte zeigten; zum Kursende waren die Wert wieder leicht angestiegen, lagen aber immer noch höchstsignifikant unter den Erwartungswerten.

Hierbei könnten zwei verschiedene Aspekte eine Rolle spielen. Für einige Autoren (Charlton et al., 1994) findet schlicht eine Gewöhnung an den Tod statt, so dass die Studierenden eine Routine im

Umgang mit den Körperspendern entwickeln und die anfänglich ungewohnte Situation schnell als normal empfunden wird. Nach Notzer et al. (2006) fangen die Studierenden nach einer gewissen Zeit an, den Tod als unausweichlichen Teil des Lebenszykluses zu sehen und zu akzeptieren, ohne dass diese Gewöhnung mit negativen Emotionen einhergeht. Hierbei überbrücken die Studierenden diese Gewöhnungsphase an die potentiell belastende Situation primär damit, sich auf die Arbeit zu konzentrieren und verstärkt den Kontakt zur Gruppe zu suchen (McGarvey et al., 2001). Dies deckt sich mit den Ergebnissen aus dem vorherigen Abschnitt, nach denen der Gruppenzusammenhalt zunimmt. Andere Autoren (Madill und Latchford, 2005) hingegen sehen diese verminderte Beschäftigung mit Tod und Sterben als Beweis dafür, dass der PK die Studierenden dazu zwingt, Gefühle auszublenden, zu negieren und emotional Distanz zu entwickeln. Dementsprechend verhindere die emotional belastende Situation eine produktive Auseinandersetzung mit Tod und Sterben und führe zu Desensibilisierung und Verdrängung. Egbert (2005) vermutet ebenfalls, dass eher „Selbstbeherrschung, sachliches Denken, Selbstlosigkeit und Leistung" (S. 141) gefragt sind, wohingegen Hinterfragung und Reflexion in den Hintergrund treten. Abschließende Überlegungen dazu finden sich in Abschnitt 4.5.4.

Es kann festgehalten werden, dass Tod und Sterben vor Beginn des Kurses von großer Bedeutung für die Studierenden sind (Patel und Moxham, 2008), aber offensichtlich die inhaltliche Beschäftigung damit im Kursverlauf abnimmt. Dass die Bedeutung des Kurses hinsichtlich einer veränderten Einstellung zur eigenen Sterblichkeit als relativ gering eingeschätzt wurde, kann daran liegen, dass Medizinstudierende im Vergleich zu einer Referenzgruppe stabilere Persönlichkeitsmerkmale und Einstellungen zeigen (Meit et al., 2007), die von der viermonatigen Auseinandersetzung mit dem Tod entsprechend wenig beeinflusst wurden. Hierfür würde auch der relativ neutrale Mittelwert bereits vor dem Kurs sprechen. Alternativ muss auch hier überlegt werden – zumal wiederum die niedrigsten Werte in der Kursmitte gefunden wurden -, ob die Beschäftigung mit dem eigenen Tod schlicht ausgeblendet und verdrängt wird.

4.5.2 Hypothese zum Umgang mit den eigenen Emotionen und die Rolle der Dozenten

Die im Kursverlauf gemachten Erfahrungen zeigten keinen signifikanten Einfluss auf die Strategien der Studierenden im Umgang mit emotional ambivalenten Situationen, auch wenn die Mehrheit der Studierenden den PK diesbezüglich als hilfreich erachtete. Von den verschiedenen im PK aufeinander treffenden Werten, Motivationen und Emotionen der einzelnen Teilnehmer werden in der Literatur (Arraez-Aybar et al., 2008; Pawlina, 2006) zumeist die aus dem Umgang mit den Körperspendern resultierenden, teils widersprüchlichen, Emotionen in den Vordergrund gestellt: auf der einen Seite sind dies Angst vor dem Tod, Ekel, Distanz und ein rein technisches und wissenschaftliches Interesse an der Arbeit (Rizzolo, 2002), auf der anderen Seite eine durch Mitgefühl und Respekt geprägte Haltung gegenüber den Körperspendern und eine reflektierte Einstellung gegenüber dem Tod - auch dem eigenen (Zhang et al., 2008). Die Beschäftigung mit den genannten Aspekten konzentrierte sich vor allem auf den Kursbeginn und nahm im Kursverlauf leicht ab.

Aufgrund des inhaltlichen Zusammenhanges wird an dieser Stelle auch das Item zur Rolle der Dozenten hinsichtlich des Umgangs mit der ungewohnten Situation diskutiert. Hierbei zeigte sich zu Beginn des Kurses ein ausgeprägter Wunsch der Studierenden, ein Vorbild und eine Ansprechperson zu haben. Diese Erwartungen konnten jedoch im weiteren Kursverlauf nicht erfüllt werden. Allerdings war nicht ersichtlich, ob die Dozenten entgegen dem Wunsch der Studierenden diese Rolle nicht erfüllten oder ob der Bedarf der Teilnehmer nach einer Vertrauensperson mit Vorbildfunktion zur Kursmitte gesunken war. Für Letzteres würde sprechen, dass - nach dem Bedarf an psychologischer Unterstützung befragt, 75% einer aus der selben Stichprobe rekrutierten untersuchten Kohorte in einer parallel stattfindenden Befragung angaben, nur vor dem Kurs oder kurz nach Beginn eine psychologische Unterstützung zu wünschen und diese auch nur auf freiwilliger Basis (Böckers et al., 2010). Die Aufgabe der Abteilungsmitglieder, als Vorbild und *role model* zu fungieren, bleibt jedoch normalerweise im Kursverlauf erhalten und ist von großer Bedeutung, da die Haltung des Dozenten das Verhalten von Studierenden stärker beeinflusst als explizite Anweisungen oder Vorlesungen zum Thema (Bryden et al., 2010) und positive *role models* die negativen Aspekte der Sozialisation zum Arzt vermindern können (Goldie, 2000). Hierzu wäre durch weiterführende Untersuchungen zunächst zu klären, ob die Auseinandersetzung mit den als „psychische Aspekte" zusammengefassten Inhalten durch das Verhalten der Dozenten modifizierbar ist und inwieweit und in welcher Form diese Auseinandersetzung überhaupt anzustreben ist.

4.5.3 Hypothesen zu Empathie, Respekt, Distanz und Zynismus

Empathisch denkende und handelnde Ärzte sind in Bezug auf Patientenzufriedenheit und klinisches *outcome* von großer Bedeutung in der Patientenversorgung (Kim et al., 2004; Di Blasi et al., 2001). Umso alarmierender sind die Ergebnisse der entsprechenden Hypothesen, nach denen die Studierenden einen signifikanten Abfall von Empathie und einen Anstieg von Distanz und Zynismus im Kursverlauf angeben. Die höchsten Werte hinsichtlich Zynismus und Distanz und die niedrigsten bezüglich der Vermittlung von Empathie fanden sich jeweils in der Kursmitte. Besonders auffällig ist, dass die Studierenden vor Beginn des Kurses hohe Erwartungen hinsichtlich der Entwicklung von Respekt und Empathie gegenüber dem Körperspender äußerten, die jedoch im Kursverlauf nicht erfüllt wurden. Auch die bereits vor Kursbeginn bestehende Skepsis der Teilnehmer, ob der PK die Fähigkeit zu empathischem Handeln gegenüber späteren Patienten positiv beeinflusst, verstärkte sich im Laufe des Kurses. Dies ist vor allem in Anbetracht der Tatsache bedenklich, dass laut Pabst (2006) die Art der Auseinandersetzung mit dem Leichnam Einfluss auf die spätere ärztliche Tätigkeit und den Umgang mit Patienten hat. Wenn, wie von Swick (2006) beschrieben, der PK entweder zu emotionaler Isolation und verflachtem Affekt oder zu einer empathischen Haltung und Sensibilität führt, so scheint in dieser Studie eher ersteres der Fall gewesen zu sein. Damit folgt der PK der Tendenz des gesamten Medizinstudiums, das durch abnehmende Empathiewerte der Studierenden gekennzeichnet ist (Page, 2006), oder, wie es bei Geisler heißt: „Der altruistisch motivierte Studienanfänger beendet seine Ausbildung mit mangelhafter psychosozialer Kompetenz" (2002; S.1).

Zu den möglichen Ursachen dieses Prozesses ist zunächst festzustellen, dass die Empathiewerte von Medizinstudierenden unabhängig von Alter, Geschlecht und akademischen Leistungen sind; zudem ist unklar, ob der Abfall der Empathiewerte Resultat der vorherrschenden Lehrmethoden und somit modifizierbar, oder ein nicht zu vermeidender Nebeneffekt der Sozialisation zum Arzt ist (Hojat et al., 2004). Unter den diskutierten Ursachen finden sich der im modernen Medizinstudium auf technologische statt humanistische Aspekte der Medizin gelegte Schwerpunkt, die Entwicklung eines elitären Selbstverständnisses aufgrund der Zugehörigkeit zu einer privilegierten Gruppe und die auf affektive Distanz und Kälte zwecks klinischer Neutralität ausgerichtete Lehre (Marcus, 1999). Zudem scheinen die Arbeitsbelastung und der hohe Lernaufwand in den Kursen des Studiums eine Rolle zu spielen, da persönlicher Stress verminderte Empathiefähigkeit verursacht (Stepien und Baernstein, 2006). Gleichzeitig korrelierten in einer Studie an Medizinstudierenden hohe Empathiewerte negativ mit langen Arbeitszeiten und wenig Schlaf (Chen et al., 2007) - Umstände, die speziell auch für den PK angenommen werden können. Im PK werden somit der hohe akademische und emotionale Druck, der Zwang, durchhalten zu müssen und sich selbst unter Kontrolle zu haben, als ursächlich für die defensiven Bewältigungsstrategien ausgemacht (Netterstrøm und Kayser, 2008). Andererseits kann das Absinken der Empathiewerte bei Medizinstudierenden durch gezielte Interventionen und Empathieerziehung während des Studiums vermindert werden (Stepien und Baernstein, 2006), was vor allem im Kontext des PK interessant ist, da dieser von verschiedenen Autoren (Rizzolo, 2002; Pawlina, 2006) als idealer Zeitpunkt dafür identifiziert wird, da sich hier das theoretisch Vermittelte in die Praxis übertragen lässt. Eine Voraussetzung dafür scheint zu sein, dass man die Studierenden zur gedanklichen und emotionalen Auseinandersetzung mit ihren Emotionen und Sorgen ermuntert und problematische Aspekte bewusst thematisiert (Pawlina und Lachman, 2004), um eine Desensibilisierung und emotionale Kälte der Studierenden gegenüber den Körperspendern - die zum produktiven Arbeiten bis zu einem gewissen Grad absolut erforderlich ist - abzumildern. Bezug nehmend auf die Schilderung der Ergebnisse dieser Arbeit bei Böckers et al. (2010), schreibt Hildebrandt (2010), dass *„clinical detachment"* eine notwendige und positive Fähigkeit ist, um als Behandelnder die Rolle eines objektiven Betrachters einnehmen zu können. Diese wiederum sei Voraussetzung für eine empathische Behandlung des Patienten und somit kein Widerspruch zu empathischem Verhalten, weshalb für die subjektiv verminderte Empathiefähigkeit der Teilnehmer der vorliegenden Studie abgeleitet wird: *„Could this not have been due to the fact that while they* [die Studierenden] *had entered with greater or lesser empathy for the donor, they developed the skill of clinical detachment, which might have impressed them at the end of the course as "lesser empathy"?"* (Hildebrandt, 2010; S.1). Dieser Interpretation folgend, würde der PK nicht verminderte Empathie fördern, sondern den Teilnehmern eine klinisch wichtige Fähigkeit an die Hand geben. Allerdings wurden in der vorliegenden Arbeit explizit auch zunehmender Zynismus und abnehmender Respekt angegeben, die mit dem Konzept des neutralen *clinical detachment* nicht zu vereinbaren sind. Camp et al. (2010) zeigen in einer Studie mit 49 Studierenden ebenfalls, dass der Respekt gegenüber den Körperspendern im Verlauf abnimmt und verweisen auf die Wichtigkeit, die den Betreuenden bei der Vermittlung eines empathischen Verhaltens zukommt.

4.5.4 Abschließende Überlegungen

Zusammenfassend lässt sich festhalten, dass vor dem Kurs die Auseinandersetzung mit Tod und Sterben und den Körperspendern von großer Bedeutung für die Studierenden war. Die hohen Erwartungen an die betreuenden Dozenten als Ansprechpartner in dieser Situation und die Einschätzung der Körperspender als zusätzlichen Stressfaktor (Böckers et al., 2010), zeugen gleichzeitig von großer Unsicherheit bei den Studierenden. Im Kursverlauf nahm jedoch die Beschäftigung mit dieser Thematik deutlich ab, so dass davon ausgegangen werden kann, dass die Studierenden der emotional belastenden Auseinandersetzung mit den Körperspendern und dem Tod aus dem Weg gingen, indem sie diese verdrängten. Hierbei ist zu klären, ob diese Verdrängung ein Nachteil sein muss.

Auf der einen Seite können sich die Teilnehmer durch das Verdrängen mehr auf die - während des Kurses im Vordergrund stehende – Belastung durch Prüfungen und Lernstress konzentrieren. Sie lernen somit, fokussiert und konzentriert zu bleiben und sich im Kurs z.B. mehr Gedanken über die zu präparierenden Strukturen als über das Vorleben des Körperspenders zu machen. Zudem zeigen die Mittelwerte der entsprechenden Items, dass die Beschäftigung mit den psychologischen Aspekten zum dritten Afz. wieder anstieg, was als Indiz dafür gewertet werden kann, dass die Auseinandersetzung mit den im Kurs gemachten Erfahrungen nach dem Kurs wieder beginnt, also sobald mit den Prüfungen der Hauptstressor beseitigt ist. Auch zeigte das Item, ob der PK dabei helfe, dem Patienten gegenüber Empathie zu entwickeln, keinen signifikanten Unterschied zwischen dem ersten und dem dritten Afz. Schlussfolgernd führt der PK demnach nicht zu verminderter Empathiefähigkeit und verminderter Auseinandersetzung mit Tod und Sterben, sondern lässt den Studierenden lediglich erst nach dem letzten Testat Zeit und Raum für Reflexion. Diese soll durch den Trauergottesdienst zusätzlich gefördert werden.

Auf der anderen Seite wäre es als negativ zu bewerten, wenn die Verdrängung und die verspätete Auseinandersetzung mit diesen Aspekten in der Zeit nach dem Kurs mit zunehmendem Zynismus vergesellschaftet wäre. Auch beweisen die wieder etwas höheren Mittelwerte der Items der psychologischen Aspekte zum dritten Afz. nicht eindeutig, dass eine Reflexion in dem erhofften Umfang stattfindet und geben auch keinen Hinweis auf das Ergebnis derselben. Zudem ist fraglich, ob eine spätere Auseinandersetzung mit den über Monaten als bedrohlich empfundenen Inhalten unvoreingenommen erfolgen kann und zu einem positiven Ergebnis führt.

Aus diesem Grund und in Anbetracht der Ergebnisse des Items zur Rolle des Dozenten, erscheint es in jedem Fall sinnvoll, den Studierenden als Ansprechpartner und *role model* mehr Hilfestellungen während des Kurses zu geben. Bei Pabst und Pabst (2006; S. 3008) heißt es dazu: „Den Mitarbeitern der Institute für Anatomie kommt (…) eine Vorbildfunktion zu – sowohl in Bezug auf ihren eigenen respektvollen Umgang mit dem Körperspender als auch in Hinsicht auf eine mögliche Auseinandersetzung mit Gedanken und Bedenken der Studierenden". Ob und inwiefern über konkrete Zusatzangebote nachgedacht werden muss, wird in der parallel stattfindenden Untersuchung eruiert. Zum Zeitpunkt der Untersuchung konnte in dieser Arbeit aber bereits festgestellt werden, dass die Möglichkeiten, die der Kurs laut Literatur als Lehrvehikel zur Ausbildung empathischer und reflektierender Ärzte bietet, noch nicht ausreichend genutzt wurden.

4.6 Diskussion der Ergebnisse des Subgruppenvergleichs

Um herauszufinden, welche Aspekte für eine positive oder negative Beurteilung des Kurses besonders wichtig sind, wurden anhand des Bedeutungsfaktors drei Gruppen identifiziert, von denen die

Gruppe 1 (für die die Bedeutung im Kursverlauf zunahm) und die Gruppe 3 (für die die Bedeutung abnahm) genauer untersucht wurden. Bei der Betrachtung der Subgruppen 1 und 3 fiel zunächst auf, dass sie sich hinsichtlich ihrer demographischen Eigenschaften nicht unterschieden. Gleiches gilt für Persönlichkeitsmerkmale und Lerntypologie, was auch erklärt, weshalb sich die Subgruppen in ihren Einstellungen zum Thema „Lernen" nicht unterschieden. Es konnten auch keine signifikanten Unterschiede in Abhängigkeit davon, ob die Teilnehmer beider Gruppen davon ausgingen, den Kurs zu bestehen oder nicht, beobachtet werden. Die im Kursverlauf stabilen Unterschiede zwischen den Subgruppen in der Skala „Urteil PK" des FBM stützen das Ergebnis des erstellten Faktors „Bedeutung des PK". Daraus ergibt sich Frage, worin sich beide Subgruppen unterschieden und welche Ursachen es dafür gibt, dass die eine Gruppe den Kurs als bedeutsamer erachtete als die andere.

Der von der Gruppe 3 signifikant häufiger als Motivation für den Beginn des Studiums genannte gute gesellschaftliche Stand des Arztes lässt vermuten, dass bei diesen Studierenden eventuell weniger echtes Interesse an den Inhalten des Studiums bestand. Deutlich aussagekräftiger waren jedoch die Ergebnisse des SVF. Während die homogenen Angaben der Studierenden beider Gruppen zum ersten Afz. keinen Unterschied erkennen ließen, konnte bereits zum zweiten Afz. bei der Gruppe 3 durch eine signifikant häufigere Verwendung von Pharmaka zur Bewältigung der Belastungen eine ungünstige Wahl der verwendeten *coping*-Strategien festgestellt werden. Zum dritten Afz. kamen zu der Verwendung von Pharmaka und Genussmitteln noch die signifikant verminderte positive Selbstinstruktion, sowie die Tendenz zu Schuldabwehr und sozialer Abkapselung hinzu. Insgesamt ließ sich also bei den Studierenden der Gruppe 3 eine deutlich schlechtere Fähigkeit zu konstruktivem und gesundem *coping* feststellen. Ihre Kommilitonen der Gruppe 1 hingegen kamen deutlich besser mit den Belastungen zurecht, was als eine wichtige Ursache für die positivere Einschätzung des Kurses angenommen werden kann. Im BSI zur individuellen psychischen Belastung erreichte die Gruppe 3 sowohl vor als auch nach dem Kurs signifikant höhere Werte in der Skala „Aggressivität", welche Feindseligkeit, Reizbarkeit, Unausgeglichenheit und Verstimmung umfasst, sowie in der Skala „Psychotizismus", die unter anderem durch soziale Isolation und zwischenmenschliche Entfremdung charakterisiert ist. Zwei mögliche Erklärungsansätze sind, dass die Studierenden der Gruppe 3 entweder generell eher belastet waren hinsichtlich der genannten Skalen oder, dass die Belastung als Reaktion auf den bevorstehenden Kurs auftrat. Da aber Befürchtungen hinsichtlich des Kurses nicht die soziale Isolation und Entfremdung erklären können und da die Ergebnisse während des Kursverlaufs stabil blieben, ist zu vermuten, dass es sich - anders als beim SVF - um Ergebnisse handelte, die relativ unabhängig vom Kurs waren. Ein zweiter wichtiger Hinweis ist somit die Feststellung, dass Studierende, die generell ein höheres Belastungsniveau zeigten, auch den PK weniger positiv bewerteten. Andererseits zeigten sich bei der Frage, ob Unterstützung hinsichtlich Stressbewältigung, Umgang mit Tod und Sterben und Umgang mit Ängsten gewünscht wird, keine signifikanten Unterschiede zwischen den Gruppen. Dasselbe gilt für die Einschätzung des PK als potentielle psychische Belastung. Bei der Einschätzung der Präparationen als zusätzlichen Stressfaktor konnten keine signifikanten Unterschiede gefunden werden, allerdings wies die Gruppe 3 zu allen drei Afz. höhere Werte auf, womit sich auch begründen lässt, wieso die Gruppe 3 diesen potentiellen Stressfaktor zum zweiten Afz. für weniger gerechtfertigt hielt in Anbetracht des Nutzens als die Gruppe 1.

Die offensichtliche Diskrepanz zwischen psychischer Belastung und ungünstiger Stressbewältigung einerseits und der Selbsteinschätzung hinsichtlich der eigenen Ressourcen und des Bedarfs an Hilfe andererseits, ergibt sich aus dem Selbstbild vieler angehender - vor allem männlicher - Mediziner, zu dem Scheitern und Hilfsbedürftigkeit nicht passen (Meit et al., 2007). Egbert charakterisiert den typischen Medizinstudierenden als „von sich und seinen Fähigkeiten überzeugt, nicht von Selbstzweifeln geplagt" (2005; S.136), der im Zweifelsfall lieber die Realität dem Selbstbild anpasst als andersherum. Natürlich gilt dies generell für beide Subgruppen, so dass die Diskrepanz zwischen Belastung und Einschätzung der eigenen Ressourcen zusätzlich daraus resultierten kann, dass bei explizit formulierten einzelnen Items die Beantwortung eher der eigenen Wunschvorstellung angepasst wird als dies bei den vielen Items der Instrumente der Fall ist, die nachträglich unter – den Studierenden nicht bekannten – Kriterien zu Skalen zusammengefasst werden.

Die Subgruppen unterschieden sich hinsichtlich der Frage nach der Bedeutung des Kurses als Vorbereitung auf das Physikum signifikant. Dies impliziert, dass die Bewertung des Kurses stark davon abhängt, inwieweit die Studierenden den Kurs als effiziente Prüfungsvorbereitung nutzen können. So fühlte sich die Gruppe 1 durch den PK besser auf das Physikum vorbereitet als Angehörige der Gruppe 3, weil ihr der Kurs eher eine Hilfe dabei war, Topographie am Körperspender zu lernen und klinische Bezüge nachzuvollziehen. Daher war sie auch eher der Meinung, dass das anatomische Fachwissen nicht ohne Körperspender zu erlernen ist. Dazu passt, dass die Gruppe 1 im Vergleich eher angab, zu einem späteren Zeitpunkt noch einmal präparieren zu wollen, dem Einsatz von Computerprogrammen skeptischer gegenüberstand und, trotz genereller Ablehnung in beiden Gruppen, den Verzicht auf Körperspender strikter ablehnte. Interessanterweise hielt die Gruppe 3 den PK für weniger hilfreich beim Verstehen der klinischen Zusammenhänge, bemängelte aber gleichzeitig die fehlende Integration eben dieser klinischen Bezüge in den Kurs. Es kann geschlussfolgert werden, dass es den Angehörigen der Gruppe 3 weniger gelang, den im Kurs gelernten Stoff mit dem entsprechenden klinischen Bild zu verknüpfen. Andererseits gaben beide Gruppen in gleichem Maß an, das erworbene Wissen auf den lebenden Menschen übertragen zu können und auch angesichts des anatomischen Detailwissens nicht den Überblick über das Ganze verloren zu haben. Als Ursache kann die von Winkelmann et al. (2007) formulierte Theorie herangezogen werden, nach der der Nutzen des Kurses für den Einzelnen auch von so unterschiedlichen Faktoren wie individuellem Vorwissen, Intelligenz, räumlichem Vorstellungsvermögen und der für aktive Dissektion verwendeten Zeit abhängt.

Die Studierenden der Gruppe 1 schienen jedoch nicht nur fachlich mehr vom Kurs profitiert zu haben, sondern zeigten auch im Umgang mit den Körperspendern ein durch Respekt geprägtes Verhalten, während die Gruppe 3 zu einer eher distanziert-zynischen Haltung neigte. Analog dazu gab die Gruppe 3 auch während und nach dem Kurs an, dass eine möglichst emotionslose Auseinandersetzung mit Leichen erstrebenswert sei. Dies wurde auch durch die signifikant niedrigeren Werte der Gruppe 3 im Item zur gedanklichen Beschäftigung mit dem Kurs und den Körperspendern illustriert. Die Tatsache, dass persönlicher Stress und hohe akademische Anforderungen zu einer verminderten Empathiefähigkeit und professioneller Kälte führen (Chen et al., 2007; Stepien und Baernstein, 2006), passt zu den niedrigeren Empathiewerten und den schlechteren Werten im SVF und BSI der Gruppe 3. Vor allem psychisch belastete Studierende neigen zur Verwendung defensiver und destruktiver *coping*-Strategien im Kurs (Madill und Latchford, 2005) und im Umgang mit den Körperspendern, was erklärt, dass die über kompetentere Stressbewältigungsstrategien verfügende Gruppe 1 auch zu einer empathischeren und respektvolleren Umgangsweise mit den Körperspendern in der Lage war. Bezeichnenderweise waren Angehörige der Gruppe 3 auch signifikant weniger bereit, an den Vorbereitungen für den Gottesdienst teilzunehmen, der neben dem Abschiednehmen auch der Reflexion über die Erlebnisse im PK dient und ein Zeichen des Respekts und der Dankbarkeit seitens der Studierenden dem Körperspender gegenüber ist (Pabst und Pabst, 2006).

Studierende der Gruppe 3 gaben signifikant weniger an, einen professionellen Umgang mit Stress erlernt zu haben, so dass über Hilfsangebote in diesem Bereich nachgedacht werden muss. Allerdings steht hier wiederum der fehlende Wunsch der Betroffenen nach Betreuung im Weg. Gleiches gilt für Kurse, die die Studierenden bei der Auseinandersetzung mit Tod und Sterben und mit den Körperspendern begleiten sollen (Aziz et al., 2002).

Im Bereich der Teamfähigkeit unterschieden sich die Subgruppen in allen Fragen signifikant voneinander. Die Gruppe 1 hielt Teamfähigkeit nicht nur für eine wichtigere Vorraussetzung, sondern schien auch eher entsprechend zu handeln. Die Studierenden dieser Gruppe bestätigten eher die

Entstehung eines Gemeinschaftsgefühls an den Tischen und gaben an, mit allen Kursteilnehmern gut zurecht gekommen zu sein und ein freundschaftliches Verhältnis entwickelt zu haben. Auch in diesem Fall lassen sich leichter Ursachen für die Ergebnisse der Gruppe 3 als für jene der Gruppe 1 diskutieren. Angesichts des Profils der Gruppe 3 im SVF könnte man annehmen, erst die Belastungen im Kurs würden bei diesen Teilnehmern die Tendenzen zur Schuldzuweisung und sozialer Abkapselung verursachen, da sich diese erst zum dritten Afz. ausmachen ließen. Allerdings wiesen diese Studierenden bereits vor dem Kurs die im BSI beschriebenen höheren Werte im Bereich Aggressivität, soziale Entfremdung und Isolation auf, so dass es auch hier plausibel erscheint, dass diese Gruppe generell eher Schwierigkeiten im Sozialkontakt aufwies und deshalb nicht im selben Maße wie die Gruppe 1 vom Kurs profitieren konnte. Dies wiederum hat vermutlich zur negativeren Bewertung des Kurses geführt, da, wie weiter oben beschrieben, eine funktionierende Gruppenstruktur und Kollegialität unabdingbar für die erfolgreiche Absolvierung des Kurses sind und die Studierenden nur dann auch fachlich voneinander profitieren (Swick, 2006). Studierende, die weniger gut in eine Gruppe integriert sind, erfahren außerdem auch weniger emotionale Unterstützung und werden weniger wahrscheinlich von dem sozialen Netz aufgefangen, auf das kooperativ arbeitenden Studierenden zurückgreifen können (Aziz et al., 2002). Dazu passt, dass die Angehörigen der Gruppe 3 Teamfähigkeit für nicht so wichtig hielten, ein Hinweis darauf, dass es sich bei diesen Studierenden eher um kompetitiv denkende und handelnde Studierende handelte. Nach Eggers et al. (2007) wäre gerade für diese Gruppe eine aktive Förderung der Teamfähigkeit im PK durch die Dozenten sinnvoll.

5 Schlussfolgerung und Ausblick

Die Ergebnisse der Studie zeigen, dass die Studierenden der Meinung sind, dass das anatomische Fachwissen nicht ohne Körperspender vermittelt werden kann und eine Abschaffung des Kurses die Qualität des Medizinstudiums verringern würde. Da die Teilnehmer den Kurs als wichtigsten Kurs der Vorklinik und bedeutsam für ihr gesamtes Studium und ihre ärztliche Tätigkeit einschätzten, würde man sich mit einer Abschaffung bewusst über den Willen der Studentenschaft hinwegsetzen. Weiterhin konnte gezeigt werden, dass der PK ein geeignetes Instrument zur Vermittlung anatomischen Fachwissens ist. Gleichwohl befürworteten viele Kursteilnehmer die Integration von Computerprogrammen, um Bereiche wie das zentrale Nervensystem und klinische Bezüge zu veranschaulichen, sprachen sich aber dagegen aus, Bereiche komplett zu ersetzen. Dementsprechend sollte sich der Kurs neuen Techniken und Lehrmethoden gegenüber nicht verschließen, sondern diese in das bestehende Konzept integrieren. Dies kann z.B. durch die Installation von Computern im Präpariersaal erfolgen, an denen die Kursteilnehmer jederzeit Bilder von vorpräparierten Körperspendern und radiologische Bilder, sowie histologische Schnitte und dreidimensionale Graphiken zum jeweiligen Präparationsgebiet abrufen können (Reeves et al., 2004). Alternativ wäre auch denkbar, mehr Inhalte des freiwilligen und teilnehmerbegrenzten Kurses „Anatomie im Bild" (vgl. Abschnitt 1.2) in den PK zu integrieren.

Mit den Ergebnissen dieser Studie konnte gezeigt werden, dass der PK entscheidende medizinische Kompetenzen des Ulmer Ausbildungsprofils vermittelt. Die Studierenden gaben an, neue Lernstrategien erworben und ihre Fähigkeit zum selbstständigen Wissenserwerb verbessert zu haben. Durch die Ergebnisse des Lernstilinventars konnten bereits Anhaltspunkte über die Art der Veränderung des Lernstils gefunden werden, so dass für die Fortsetzung der Studie empfohlen werden kann, genauer zu untersuchen, welche Lernstrategien erworben werden und ob die Veränderungen des Lernstils im Verlauf des Studiums bestehen bleiben oder das Lernverhalten dem jeweiligen Kurs angepasst wird.

Die Studierenden bestätigten zudem, durch den PK einen professionellen Umgang mit Stress erlernt zu haben und sich gut auf die Anforderungen und die Arbeitsbelastung des Berufslebens vorbereitet zu fühlen. Parallel bemerkten sie bei sich ein kompetenteres Zeitmanagement und eine verbesserte Selbstorganisation, sowie eine gesteigerte Selbstdisziplin und Frustrationstoleranz. Diese Qualitäten werden nicht nur im Ausbildungsprofil gefordert, sondern sie sind auch im Verlauf von Studium und Arbeit unabdingbar für die Studierenden, wodurch der curriculare Stellenwert des Kurses zusätzlich gestärkt wird.

Die Arbeit im Kurs wurde von den Teilnehmern als kooperativ und gemeinschaftlich empfunden und die Bedeutung von Teamfähigkeit wurde im Kursverlauf als zunehmend wichtig eingeschätzt, auch wenn sich keine signifikante Veränderung der Teamfähigkeit des Einzelnen feststellen ließ. Auch wenn der Kurs dem Ausbildungsprofil diesbezüglich insgesamt gerecht wird, erscheint es sinnvoll, Teamfähigkeit im Kurs aktiver zu fördern; wie in der Subgruppenanalyse gezeigt werden konnte, verliert der Kurs für Teilnehmer mit geringerer Teamfähigkeit zunehmend an Bedeutung und sie können in den meisten Bereichen weniger vom Kurs profitieren als ihre Kommilitonen.

In anderen Bereichen des Kurses konnte ebenfalls ein Verbesserungspotential ausgemacht werden. Dazu zählen die Stärkung von Empathie und Respekt und ein Verhindern von Distanz und Zynismus gegenüber den Körperspendern. Hinsichtlich der im Verlauf geringeren Empathie der Studierenden könnte in kommenden Studien durch Instrumente wie die *Jefferson Scale of Physician Empathy* die subjektive Einschätzung durch die Teilnehmer durch eine Messung der Empathiewerte ergänzt werden, um die Ergebnisse weiter zu objektivieren.

Es konnte weiterhin festgestellt werden, dass eine Auseinandersetzung mit Tod und Sterben - alleine und im Gespräch mit den Kommilitonen - während des Kurses kaum stattfand. Gleichzeitig wurde der PK als wenig hilfreich für den Umgang mit den aus dem Kurs resultierenden ambivalenten Emotionen empfunden und die Teilnehmer gaben an, im Kursverlauf zunehmend Distanz und Zynismus gegenüber den Körperspendern zu empfinden. Die Studierenden sollten daher in dieser Hinsicht mehr unterstützt werden, entweder während des Kurses auf individueller Basis oder durch Zusatzangebote wie Gruppendiskussionen und psychologische Betreuung. In dieser Arbeit konnte bereits gezeigt werden, dass die Rolle des Dozenten als Vorbild und Ansprechpartner in der ungewohnten Situation entscheidend ist. Konkrete Maßnahmen erfordern jedoch zunächst zusätzliche Daten, damit etwaige Hilfsangebote den Wünschen der Studierenden angepasst werden können. Da in dieser Untersuchung zudem nicht abschließend geklärt werden konnte, ob die Auseinandersetzung mit Tod und Sterben und den Körperspendern ganz verdrängt wird, oder ob diese vor allem nach Kursende stattfindet, sollte dies in der Fortsetzung der Studie ebenfalls untersucht werden. Gleiches gilt für die Untersuchung der Entwicklung von Empathie und Zynismus, um auf diese Weise festzustellen, ob die Empathiewerte nur während des Kurses niedrig sind oder auch nach dem Kurs niedrig bleiben bzw. ob sie nach Absolvierung des PK niedriger sind als vorher.

Die Subgruppenanalysen ergaben bei der Gruppe, die den Kurs als weniger wichtig einschätzte und weniger vom Kurs profitierte, eine höhere individuelle Belastung und vermehrt ungünstiges und defensives Stressverarbeitungsverhalten. Dieses zeigte sich durch vermehrte Pharmakaeinnahme, verminderte positive Selbstinstruktion und eine Tendenz zu Schuldabwehr und sozialer Abkapselung. Hier ließe sich mit der Vermittlung konstruktiver *coping*-Strategien daher ebenfalls ansetzen, um allen Kursteilnehmern einen größtmöglichen Nutzen vom Kurs zu ermöglichen. Da allerdings keine Unterschiede in der Einschätzung der eigenen Ressourcen und des Betreuungsbedarfs bestanden, wird es vermutlich schwierig werden, die entsprechenden Studierenden zu identifizieren und zu unterstützen.

Abschließend lässt sich somit sagen, dass der Erhalt des PK im Sinne der Studierenden ist und unter akademischen Gesichtspunkten sinnvoll erscheint. Allerdings könnte das Potential des Kurses noch effizienter genutzt werden kann, wenn die beschriebenen Probleme - etwa durch den Kurs begleitende Module zum Thema Tod und Sterben und Stressbewältigung - gelöst werden können.

6 Zusammenfassung

Fragestellung: Im Präparierkurs (kurz PK) erlernen Studierende der Medizin und Zahnmedizin anhand selbstständiger Präparation an Leichen freiwilliger Körperspender den Aufbau des menschlichen Körpers. An vielen englischsprachigen Universitäten wurde dieser Kurs wegen hoher Kosten und psychischer Belastung der Teilnehmer abgeschafft, weshalb seine Zukunft auch in Deutschland diskutiert wird. In der vorliegenden Arbeit wurde untersucht, wie die Studierenden an der Universität Ulm die Wichtigkeit des PK einschätzen. Zudem wurde eruiert, worin die Bedeutung des Kurses für die Teilnehmer besteht und ob neben reinem Fachwissen auch andere Kompetenzen, die das Ulmer Ausbildungsprofil Humanmedizin als Ausbildungsziel formuliert, vermittelt werden. Auch wurde der Frage nach den Auswirkungen der Dissektion auf die persönliche Entwicklung der Studierenden, die Beschäftigung mit Tod und Sterben und die Entwicklung ärztlicher Professionalität und einer empathischen Haltung gegenüber Patienten nachgegangen.

Material und Methoden: Die Stichprobe bestand aus 371 Studierenden der Universität Ulm die im Wintersemester 2006/2007 am PK teilnahmen. Nach einer Pilotstudie an 50 Studierenden wurden vor, während und nach dem Kurs Fragebögen ausgegeben. Es wurden ein Instrument zu Lerntypen und 160 selbst formulierte Items mit einer fünfstufigen Likert-Skala verwendet. Gleichzeitig kamen neben dem *NEO Five-Factor Inventory* (Persönlichkeit) und dem *Brief Symptom Inventory* (aktuelle Belastungssituation) ein Stressverarbeitungsfragebogen und ein Fragebogen zu Auswirkungen der praktischen Makroanatomie auf Medizinstudierende zum Einsatz. Es wurde eine Faktorenanalyse durchgeführt und mit einem selbst erstellten Faktor „Bedeutung des PK" die Bedeutung erhoben, die dem Kurs von der Gesamtstichprobe beigemessen wurde. Dann wurden anhand des Faktors Subgruppen gebildet, um zu untersuchen, wie sich Teilnehmer, für die die Kursbedeutung im Verlauf des Kurses zunahm, von Kommilitonen, für die sie abnahm, unterschieden. Für die statistische Analyse kam SPSS.11.0 Software zum Einsatz, sowie t-Tests, Chi-Quadrat-Tests, der U-Test von Mann und Whitney und der Wilcoxon-Test.

Ergebnisse: Die Mehrheit der Studierenden bezeichnete den PK als essentiell für die Anatomieausbildung und als wichtigsten Kurs der Vorklinik, dessen Abschaffung aufgrund der Bedeutung für das weitere Studium und die Arbeit als Arzt die Qualität des Medizinstudiums herabsetzen würde. Die Teilnehmer sprachen sich dagegen aus, Bereiche des Kurses durch den Einsatz von neuen Medien zu ersetzen, befürworteten aber die Integration derselben als Ergänzung. Die Überprüfung der Hypothesen und der dazugehörigen Mittelwerte zeigte zunehmende oder gleich bleibend hohe Werte hinsichtlich der vermittelten Kompetenzen wie Fachwissen, Teamfähigkeit, professionellem Umgang mit Stress, Erwerb von Lernstrategien und verbesserter Fähigkeit der Teilnehmer zur Selbstreflexion über die eigenen Grenzen. Andererseits konnte ein signifikanter Abfall von Empathie und Respekt und ein Anstieg von Distanz und Zynismus gegenüber den Körperspendern sowie eine abnehmende Bereitschaft zur Auseinandersetzung mit Tod und Sterben festgestellt werden. Im Subgruppenvergleich ergaben sich Unterschiede vor allem in den Bereichen Fachwissen, Teamfähigkeit und Umgang mit den Körperspendern. Studierende, für die der Kurs an Bedeutung verlor, wiesen vor wie nach dem Kurs eine höhere individuelle Belastung auf und verwendeten mehr negative Stressverarbeitungsstrategien wie eine vermehrte Pharmakaeinnahme und weniger positive Selbstinstruktion.

Diskussion: Die hohe Bedeutung, die dem PK und den Körperspendern beigemessen wurde, zeigt, dass die Vorteile des Kurses gegenüber den Nachteilen überwiegen und der Erhalt des Kurses von den Studierenden befürwort wird. Neben der Möglichkeit, profunde Anatomiekenntnisse zu erwerben, könnten die zahlreichen weiteren, für die persönliche und ärztliche Entwicklung wichtigen Kompetenzen, die die Studierenden im Laufe des Kurses erwerben, zu dessen positiver Bewertung beigetragen haben, wie die Ergebnisse des Subgruppenvergleichs zeigten. Der Kurs leistet somit einen wichtigen Beitrag zur Vermittlung der von der medizinischen Fakultät in Ulm formulierten Ausbildungsziele. Die distanzierte Haltung gegenüber den Körperspendern und die geringe Beschäftigung mit Tod und Sterben vor allem während des Kurses legen nahe, dass die Auseinandersetzung mit diesen Aspekten während des Kurses kaum statt findet. Der Vergleich der Subgruppen zeigte zudem, dass eine höhere psychische Belastung und eine schlechtere Stressverarbeitung mit einer negativeren Bewertung des Kurses einhergehen und belastete Studierende in allen Bereichen weniger vom Kurs profitieren.

Schlussfolgerung: Der PK sollte - dem Willen der Studentenschaft nach – erhalten werden, und durch die Integration von Medien ergänzt werden. Für den Erhalt sprechen auch die neben dem Fachwissen vermittelten Kompetenzen der ärztlichen Professionalität. Gleichzeitig muss überlegt werden, wie die zunehmend zynischere Einstellung gegenüber den Körperspendern verringert werden kann und eine reflektierte Auseinandersetzung mit dem Tod gefördert werden kann.

7 Literaturverzeichnis

1. Adamczyk C, Holzer M, Putz R, Fischer M R: Student learning preferences and the impact of a multimedia learning tool in the dissection course at the University of Munich. Ann.Anat., 191: 339-348 (2009)

2. Albanese M: Problem-based learning: why curricula are likely to show little effect on knowledge and clinical skills. Med.Educ., 34: 729-738 (2000)

3. Amann I: „hic mors vivos docet". Die Geschichte der Leichenöffnung, in: Daxelmüller C (Hrsg): Tod und Gesellschaft – Tod im Wandel: Begleitband zur Ausstellung im Diözesanmuseum Obermünster Regensburg, 8. November 1996 bis 22. Dezember 1996. Schnell und Steiner, Regensburg, S.53 (1996)

4. Arraez-Aybar L A, Castano-Collado G, Casado-Morales M I: Dissection as a modulator of emotional attitudes and reactions of future health professionals. Med.Educ., 42: 563-571 (2008)

5. Arroyo-Jimenez M M, Marcos P, Martinez-Marcos A, Artacho-Pérula E, Blaizot X, Munoz M, Alfons-Roca M T, Insausti R: Gross Anatomy Dissection and Self-Directed Learning in Medicine. Clin.Anat., 385-391 (2005)

6. Auer R N, McDonald D S: Anatomy is still essential. Can.Med.Ass.J., 168: 829 Letter (2003)

7. Azer S A, Eizenberg N: Do we need dissection in an integrated problem-based learning medical course? Perceptions of first- and second-year students. Surg.Radiol.Anat., 29: 173-180 (2007)

8. Aziz M A, McKenzie J C, Wilson J S, Cowie R J, Ayeni S A, Dunn B K: The human cadaver in the age of biomedical informatics. Anat.Rec., 269: 20-32 (2002)

9. Bastos L A, Proenca M A: Anatomy practice and medical education. Rev.Panam. Salud Publica, 7: 395-402 (2000)

10. Benini A, Bonar S K: Andreas Vesalius 1514-1564. Spine (Phila Pa.1976), 21: 1388-1393 (1996)

11. Bergman E M, Prince K J, Drukker J, van der Vleuten C P, Scherpbier A J: How much anatomy is enough? Anat.Sci.Educ., 1: 184-188 (2008)

12. Biasutto S N, Caussa L I, Criado del Rio L E: Teaching anatomy: cadavers vs. computers? Ann.Anat., 188: 187-190 (2006)

13. Blake J B: Anatomy, in: Numbers R L (Hrsg): The Education of American Physicians: Historical Essays. University of California Press, Berkeley, S.29-47 (1980)

14. Böckers A, Jerg-Bretzke L, Lamp C, Brinkmann A, Traue H C, Böckers T M: The gross anatomy course: An analysis of its importance. Anat.Sci.Educ., 3: 3-11 (2010)

15. Borkenau P, Ostendorf F: Neo-Fünf-Faktoren Inventar (Neo-FFI) nach Costa und McCrae, Handanweisung. Hogrefe, Göttingen Bern Toronto, S.1-32 (1993)

16. Bortz J, Döring N: Forschungsmethoden und Evaluation für Human- und Sozialwissenschaftler. 3. Aufl, Springer, Berlin Heidelberg, S.199 (2002)

17. Bortz J: Statistik für Human- und Sozialwissenschaftler. 6. Aufl, Springer, Berlin Heidelberg, S.135-180 511-563 (2005)

18. Bryden P, Ginsburg S, Kurabi B, Ahmed N: Professing Professionalism: Are We Our Own Worst Enemy? Faculty Members' Experiences of Teaching and Evaluating Professionalism in Medical Education at One School. Acad.Med., 85: 1025-1034 (2010)

19. Cahill K C, Ettarh R R: Attitudes to anatomy dissection in an Irish medical school. Clin.Anat., 22: 386-391 (2009)

20. Camp C L, Gregory J K, Lachman N, Chen L P, Juskewitch J E, Pawlina W: Comparative Efficacy of Group and Individual Feedback in Gross Anatomy for Promoting Medical Student Professionalism. Anat.Sci.Educ., 3: 64–72 (2010)

21. Casado Vicente V: The hidden curriculum. Aten.Primaria, 42: 1-4 (2010)

22. Cassidy S: Learning styles: an overview of theories, models and measures. Educ. Psychol., 24: 419-444 (2004)

23. Chambers J, Emlyn-Jones D: Keeping dissection alive for medical students. Anat.Sci.Educ., 2: 302-303 (2009)

24. Chang A, Boscardin C, Chou C L, Loeser H, Hauer K E: Predicting failing performance on a standardized patient clinical performance examination: the importance of communication and professionalism skills deficits. Acad.Med., 84: 101-104 (2009)

25. Chapman D M, Calhoun J G: Validation of learning style measures: implications for medical education practice. Med.Educ., 40: 576-583 (2006)

26. Charlton R, Dovey S M, Jones D G, Blunt A: Effects of cadaver dissection on the attitudes of medical students. Med.Educ., 28: 290-295 (1994)

27. Chen D, Lew R, Hershman W, Orlander J: A cross-sectional measurement of medical student empathy. J.Gen.Intern.Med., 22: 1434-1438 (2007)

28. Collins J P: Are the changes in anatomy teaching compromising patient care? Clin.Teach., 6: 18-21 (2009)

29. Collins T J, Given R L, Hulsebosch C E, Miller B T: Status of Gross Anatomy in the U.S. and Canada. Clin.Anat., 275-296 (1994)

30. Cook D A, Smith A J: Validity of index of learning styles scores: multitrait-multimethod comparison with three cognitive/learning style instruments. Med.Educ., 40: 900-907 (2006)

31. Cornwall J, Stringer M D: The wider importance of cadavers: educational and research diversity from a body bequest program. Anat.Sci.Educ., 2: 234-237 (2009)

32. Di Blasi Z, Harkness E, Ernst E, Georgiou A, Kleijnen J: Influence of context effects on health outcomes: a systematic review. Lancet, 357: 757-762 (2001)

33. Dickinson G E, Lancaster C J, Winfield I C, Reece E F, Colthorpe C A: Detached concern and death anxiety of first-year medical students: before and after the gross anatomy course. Clin.Anat., 10: 201-207 (1997)

34. Dinsmore C E, Daugherty S, Zeitz H J: Student responses to the gross anatomy laboratory in a medical curriculum. Clin.Anat., 14: 231-236 (2001)

35. Dinsmore C E, Daugherty S, Zeitz H J: Teaching and learning gross anatomy: dissection, prosection, or "both of the above?". Clin.Anat., 12: 110-114 (1999)

36. Drake R L, McBride J M, Lachman N, Pawlina W: Medical education in the anatomical sciences: the winds of change continue to blow. Anat.Sci.Educ., 2: 253-259 (2009)

37. Dunn P M: Galen (AD 129-200) of Pergamun: anatomist and experimental physiologist. Arch.Dis.Child.Fetal Neonatal Ed., 88: 441-443 (2003)

38. Dusseau J, Knutson D, Way D: Anatomy correlations: introducing clinical skills to improve performance in anatomy. Fam.Med., 40: 633-637 (2008)

39. Dyer G S, Thorndike M E: Quidne mortui vivos docent? The evolving purpose of human dissection in medical education. Acad.Med., 75: 969-979 (2000)

40. Edwards L F: Resurrection riots during the heroic age of anatomy in America. Bull.Hist.Med., 25: 178-184 (1951)

41. Egbert S: Aspekte der Sozialisation zum Arzt: Eine empirische Studie über Auswirkungen der praktischen Makroanatomie auf Medizinstudierende und deren Einstellung zu Sterben und Tod. Sozialwissenschaftliche Dissertation, Universität Gießen (2005)

42. Eggers R, König P, Busch L C, Westermann J: Medizinstudium: Anatomie als Wissensbasis. Dtsch.Arztebl., 104: 1221-1222 (2007)

43. El Tantawi M M: Factors affecting postgraduate dental students' performance in a biostatistics and research design course. J.Dent.Educ., 73: 614-623 (2009)

44. Eldred E, Eldred B: Supply and demand for faculty in anatomy. J.Med.Educ., 36: 134-147 (1961)

45. Evans E.V., Fitzgibbon G.H.: The dissecting Room: Reactions of First Year Medical Students. Clin.Anat., 5: 311-320 (1992)

46. Finkelstein P, Mathers L: Post-traumatic stress among medical students in the dissection laboratory. Clin.Anat., 3: 219-226 (1990)

47. Fischer B, Pabst R: Anatomie: Nadelöhr für die Medizinerausbildung. Dtsch.Arztebl., 100: 1659-1661 (2003)

48. Fitzgerald J E, White M J, Tang S W, Maxwell-Armstrong C A, James D K: Are we teaching sufficient anatomy at medical school? The opinions of newly qualified doctors. Clin.Anat., 21: 718-724 (2008)

49. Fleming ND: VARK: a guide to learning styles. (2006) http://www.varklearn.com /english/page.asp?p=questionnaire (Zugriff: 08.06.2010)

50. Franke G H: Brief Symptom Inventory von L.R. Derogatis (Kurzform der SCL-90-R), Manual der deutschen Version. Beltz Test GmbH, Göttingen, S.1-34 (2000)

51. Geisler L S: Am Horizont der Mangel. Frankfurter Rundschau, S.2 (17.12.2002)

52. Gillespie C C: The Dictionary of Scientific Biography. Scribner, New York, S.316 (1980)

53. Gillingwater T H: The importance of exposure to human material in anatomical education: a philosophical perspective. Anat.Sci.Educ., 1: 264-266 (2008)

54. Gogalniceanu P, Madani H, Paraskeva P A, Darzi A: A minimally invasive approach to undergraduate anatomy teaching. Anat.Sci.Educ., 1: 46-47 (2008)

55. Goldie J: Review of ethics curricula in undergraduate medical education. Med.Educ., 34: 108-119 (2000)

56. Goldie J, Dowie A, Cotton P, Morrison J: Teaching professionalism in the early years of a medical curriculum: a qualitative study. Med.Educ., 41: 610-617 (2007)

57. Granger N A, Calleson D: The impact of alternating dissection on student performance in a medical anatomy course: are dissection videos an effective substitute for actual dissection? Clin.Anat., 20: 315-321 (2007)

58. Gunderman R B, Wilson P K: Viewpoint: exploring the human interior: the roles of cadaver dissection and radiologic imaging in teaching anatomy. Acad.Med., 80: 745-749 (2005)

59. Gustavson N: The effect of human dissection on first-year students and implications for the doctor-patient relationship. Med.Educ., 63: 62-64 (1988)

60. Guttmann G D, Drake R L, Trelease R B: To what extent is cadaver dissection necessary to learn medical gross anatomy? A debate forum. Anat.Rec.B.New Anat., 281: 2-3 (2004)

61. Halpern J: Empathy and patient-physician conflicts. J.Gen.Intern.Med., 22: 696-700 (2007)

62. Hamilton S S, Yuan B J, Lachman N, Hellyer N J, Krause D A, Hollman J H, Youdas J W, Pawlina W: Interprofessional education in gross anatomy: experience with first-year medical and physical therapy students at Mayo Clinic. Anat.Sci.Educ., 1: 258-263 (2008)

63. Hawkins R E, Katsufrakis P J, Holtman M C, Clauser B E: Assessment of medical professionalism: who, what, when, where, how, and ... why? Med.Teach., 31: 385-398 (2009)

64. Hemmerdinger J M, Stoddart S D, Lilford R J: A systematic review of tests of empathy in medicine. BMC Med.Educ., 7: 24 (2007) http://www.biomedcentral.com/1472-6920/7/24 (Zugriff: 08.06.2010)

65. Hershberger P J, Zryd T W, Rodes M B, Stolfi A: Professionalism: self-control matters. Med.Teach., 32: 36-41 (2010)

66. Heylings D J: Anatomy 1999-2000: the curriculum, who teaches it and how? Med.Educ., 36: 702-710 (2002)

67. Hildebrandt S: Developing Empathy and Clinical Detachment During the Dissection Course in Gross Anatomy. Anat.Sci.Educ. Letter (2010)

https://webvpn.uniulm.de/http/0/www3.interscience.wiley.com/cgibin/fulltext /123313863 /PDFSTART (Zugriff:08.06.2010)

68. Hochberg M S, Kalet A, Zabar S, Kachur E, Gillespie C, Berman R S: Can professionalism be taught? Encouraging evidence. Am.J.Surg., 199: 86-93 (2010)

69. Hofer M, Jansen M, Soboll S: Potential improvements in medical education as retrospectively evaluated by candidates for specialist examinations. Dtsch.Med.Wochenschr., 131: 373-378 (2006)

70. Hojat M, Mangione S, Nasca T J, Rattner S, Erdmann J B, Gonnella J S, Magee M: An empirical study of decline in empathy in medical school. Med.Educ., 38: 934-941 (2004)

71. Holla S J, Ramachandran K, Isaac B, Koshy S: Anatomy education in a changing medical curriculum in India: medical student feedback on duration and emphasis of gross anatomy teaching. Anat.Sci.Educ., 2: 179-183 (2009)

72. Horne D J, Tiller J W, Eizenberg N, Tashevska M, Biddle N: Reactions of first-year medical students to their initial encounter with a cadaver in the dissecting room. Acad.Med., 65: 645-646 (1990)

73. Houwink A P, Kurup A N, Kollars J P, Kral Kollars C A, Carmichael S W, Pawlina W: Help of third-year medical students decreases first-year medical students' negative psychological reactions on the first day of gross anatomy dissection. Clin.Anat., 17: 328-333 (2004)

74. Institut für Anatomie und Zellbiologie der Universität Ulm: Lernzielkatalog Humanmedizin (2009) http://www.uni-ulm.de/uni/fak/medizin/auz/AnaZell/PrapKurs/Sam melmappe1HM09.pdf (Zugriff: 08.06.2010)

75. Institut für medizinische und pharmazeutische Prüfungsfragen: Ergebnisinformation (2008) http://www.impp.de/IMPP2010/pdf/ErgMedAlt.pdf (Zugriff: 08.06.2010)

76. Janke W, Erdmann G, Kallus W: Stressverarbeitungsfragebogen (SVF), Handanweisung. Hogrefe, Göttingen Toronto Zürich, S.1-43 (1985)

77. Jastrow H, Vollrath L: Teaching and learning gross anatomy using modern electronic media based on the visible human project. Clin.Anat., 16: 44-54 (2003)

78. Javadnia F, Hashemitabar M, Kalantarmahdavi S R, Khajehmougahi N: How to decrease the emotional impact of cadaver dissection in medical students. Pak.J.Med.Sci., 22: 200-203 (2006)

79. Johnson J H: Importance of dissection in learning anatomy: personal dissection versus peer teaching. Clin.Anat., 15: 38-44 (2002)

80. Jones D G: Re-inventing anatomy: the impact of plastination on how we see the human body. Clin.Anat., 15: 436-440 (2002)

81. Joslin S: Perceptions of anatomy education--a student's view. Anat.Sci.Educ., 1: 133-134 (2008)

82. Kim S S, Kaplowitz S, Johnston M V: The effects of physician empathy on patient satisfaction and compliance. Eval.Health Prof., 27: 237-251 (2004)

83. Köhler S, Kaiser R: Junge Ärzte - Ausstieg aus der Patientenversorgung? Hess.Ärztebl., 9: 462-464 (2003)

84. Köhler S, Kaiser R, Napp L: Medizinstudium - und was dann? Hess.Ärztebl., 10: 565-568 (2004)

85. Korf H W, Wicht H, Snipes R L, Timmermans J P, Paulsen F, Rune G, Baumgart-Vogt E: The dissection course - necessary and indispensable for teaching anatomy to medical students. Ann.Anat., 190: 16-22 (2008)

86. Lachman N, Pawlina W: Integrating professionalism in early medical education: the theory and application of reflective practice in the anatomy curriculum. Clin.Anat., 19: 456-460 (2006)

87. Laidra K., Pullmann H., Allik J. Personality and intelligence as predictors of academic achievement: A cross-sectional study from elementary to secondary school. Pers.Ind.Diff., 42: 441-451 (2007)

88. Lempp H K: Perceptions of dissection by students in one medical school: beyond learning about anatomy. A qualitative study. Med.Educ., 39: 318-325 (2005)

89. Lippert H: Wie human ist die Humananatomie? Verh.Anat.Ges., 79: 21-30 (1985)

90. Lujan H L, DiCarlo S E: First-year medical students prefer multiple learning styles. Adv.Physiol.Educ., 30: 13-16 (2006)

91. Madill A, Latchford G: Identity change and the human dissection experience over the first year of medical training. Soc.Sci.Med., 60: 1637-1647 (2005)

92. Magtibay P M: Traditional cadaveric anatomy...Gross! Endoscopic anatomy is where it is at. Anat.Sci.Educ., 1: 92-93 (2008)

93. Malomo A O, Idowu O E, Osuagwu F C: Lessons from history: Human anatomy, from the origin to the renaissance. Int.J.Morphol. 24: 99-104 (2006)

94. Marcus E R: Empathy, humanism, and the professionalization process of medical education. Acad.Med., 74: 1211-1215 (1999)

95. Marks S C, Bertman S L, Penney J C: Human anatomy: a foundation for education about death and dying in medicine. Clin.Anat., 10: 118-122 (1997)

96. Mc Garvey M A, Farrell T, Conroy R M, Kandiah S, Monkhouse W S: Dissection: a positive experience. Clin.Anat., 14: 227-230 (2001)

97. McLachlan J C: New path for teaching anatomy: living anatomy and medical imaging vs. dissection. Anat.Rec.B.New Anat., 281: 4-5 (2004)

98. McLachlan J C, Bligh J, Bradley P, Searle J: Teaching anatomy without cadavers. Med.Educ., 38: 418-424 (2004)

99. McLachlan J C, Patten D: Anatomy teaching: ghosts of the past, present and future. Med.Educ., 40: 243-253 (2006)

100. Medizinische Fakultät der Universität Ulm: Ulmer Ausbildungsprofil Humanmedizin der Medizinischen Fakultät der Universität Ulm. (2009) http://www.uni-

ulm.de/fileadmin/website_uni_ulm/med/bilder/curriculumentwicklung/download_curri/Druckdaten_A_Profil_Flyer_080930.pdf   (Zugriff: 08.06.2010)

101. Medizinische Fakultät Mannheim der Universität Heidelberg: Die besten Seiten von MaReCum Ein Leitfaden für Studierende 1. und 2. Studienjahr. (2009)   http://www.ma.uni-heidelberg.de/studium/dokumente/leitfaden_studenten.pdf   (Zugriff: 08.06.2010)

102. Meit S S, Borges N J, Early L A: Personality profile of incoming male and female medical students: results of a multi-site 9-year study. (2007) http://lib-journals3.lib.sfu.ca:8104/index.php/meo/article/download/4462/4642   (Zugriff: 08.06.2010)

103. Mitchell B S, Xu Q, Jin L, Patten D, Gouldsborough I: A cross-cultural comparison of anatomy learning: learning styles and strategies. Anat.Sci.Educ., 2: 49-60 (2009)

104. Moxham B J, Plaisant O: Perception of medical students towards the clinical relevance of anatomy. Clin.Anat., 20: 560-564 (2007)

105. Murakami M, Kawabata H, Maezawa M: The perception of the hidden curriculum on medical education: an exploratory study. Asia Pac.Fam.Med., 8: 91 (2009) http://www.apfmj.com/content/8/1/9   (Zugriff: 08.06.2010)

106. Netterstrom I, Kayser L: Learning to be a doctor while learning anatomy! Anat.Sci.Educ., 1: 154-158 (2008)

107. Nnodim J O: A controlled trial of peer-teaching in practical gross anatomy. Clin.Anat., 10: 112-117 (1997)

108. Notzer N, Zisenwine D, Oz L, Rak Y: Overcoming the tension between scientific and religious views in teaching anatomical dissection: the Israeli experience. Clin.Anat., 19: 442-447 (2006)

109. O'Carroll R E, Whiten S, Jackson D, Sinclair D W: Assessing the emotional impact of cadaver dissection on medical students. Med.Educ., 36: 550-554 (2002)

110. O'Connell M T, Pascoe J M: Undergraduate medical education for the 21st century: leadership and teamwork. Fam.Med., 36: 51-56 (2004)

111. Oh C S, Kim J Y, Choe Y H: Learning of cross-sectional anatomy using clay models. Anat.Sci.Educ., 2: 156-159 (2009)

112. Older J: Anatomy: a must for teaching the next generation. Surgeon, 2: 79-90 (2004)

113. Pabst R: Evaluation of the medical curriculum: who should be asked and when about the clinical relevance? Dtsch.Med.Wochenschr., 131: 371-372 (2006)

114. Pabst R: Modern macroscopic anatomy-more than just cadaver dissection. Anat.Rec., 269: 2095 Letter (2002)

115. Pabst R: Medical education and reform initiatives in Germany. Acad.Med., 70: 1006-1011 (1995)

116. Pabst R: Teaching gross anatomy: an important topic for anatomical congresses and journals? Surg.Radiol.Anat., 16: 1-2 (1994)

117. Pabst R: Gross anatomy: an outdated subject or an essential part of a modern medical curriculum? Results of a questionnaire circulated to final-year medical students. Anat.Rec., 237: 431-433 (1993)

118. Pabst R, Rothkotter H J: Retrospective evaluation of undergraduate medical education by doctors at the end of their residency time in hospitals: consequences for the anatomical curriculum. Anat.Rec., 249: 431-434 (1997)

119. Pabst R, Westermann J, Lippert H: Integration of clinical problems in teaching gross anatomy: living anatomy, X-ray anatomy, patient presentations, and films depicting clinical problems. Anat.Rec., 215: 92-94 (1986)

120. Pabst V C, Pabst R: Makroskopische Anatomie: Danken und Gedenken am Ende des Präparierkurses. Dtsch.Arztebl., 103: 3009-3011 (2006)

121. Page D W: Professionalism and team care in the clinical setting. Clin.Anat., 19: 468-472 (2006)

122. Pandey P, Zimitat C: Medical students' learning of anatomy: memorisation, understanding and visualisation. Med.Educ., 41: 7-14 (2007)

123. Patel K M, Moxham B J: The relationships between learning outcomes and methods of teaching anatomy as perceived by professional anatomists. Clin.Anat., 21: 182-189 (2008)

124. Pawlina W: Basic sciences in medical education: why? How? When? Where? Med.Teach., 31: 787-789 (2009)

125. Pawlina W: Professionalism and anatomy: How do these two terms define our role? Clin.Anat., 19: 391-392 (2006)

126. Pawlina W, Drake R L: Driving effective communication through anatomy. Anat.Sci.Educ., 1: 56-59 (2008)

127. Pawlina W, Hromanik M J, Milanese T R, Dierkhising R, Viggiano T R, Carmichael S W: Leadership and professionalism curriculum in the Gross Anatomy course. Ann.Acad.Med.Singapore, 35: 609-614 (2006)

128. Pawlina W, Lachman N: Dissection in learning and teaching gross anatomy: rebuttal to McLachlan. Anat.Rec.B.New Anat., 281: 9-11 (2004)

129. Pearson W G, Hoagland T M: Measuring change in professionalism attitudes during the gross anatomy course. Anat.Sci.Educ., 3: 12-16 (2010)

130. Penney J C: Reactions of medical students to dissection. Med.Educ., 60: 58-60 (1985)

131. Percac S, McArdle P J: Anatomy teaching: students' perceptions. Surg.Radiol.Anat., 19: 315-317 (1997)

132. Petersson H, Sinkvist D, Wang C, Smedby O: Web-based interactive 3D visualization as a tool for improved anatomy learning. Anat.Sci.Educ., 2: 61-68 (2009)

133. Philip C T, Unruh K P, Lachman N, Pawlina W: An explorative learning approach to teaching clinical anatomy using student generated content. Anat.Sci.Educ., 1: 106-110 (2008)

134. Prakash, Prabhu L V, Rai R, D'Costa S, Jiji P J, Singh G: Cadavers as teachers in medical education: knowledge is the ultimate gift of body donors. Singapore Med.J., 48: 186-189 (2007)

135. Raftery A T: Anatomy teaching in the UK. Surgery, 25: 1-2 (2007)

136. Rath G, Garg K: Inception of cadaver dissection and its relevance in present day scenario of medical education. J.Indian Med.Assoc., 104: 331-333 (2006)

137. Reeves R E, Aschenbrenner J E, Wordinger R J, Roque R S, Sheedlo H J: Improved dissection efficiency in the human gross anatomy laboratory by the integration of computers and modern technology. Clin.Anat., 17: 337-344 (2004)

138. Rizzolo L J: Human dissection: an approach to interweaving the traditional and humanistic goals of medical education. Anat.Rec., 269: 242-248 (2002)

139. Rümenapf G, Jentschura D: Anatomie: Kenntnisse unabdingbar. Dtsch.Arztebl., 97: 2612-2613 (2000)

140. Schwaiger H, Bollinger H: Der Anatomiekurs - Aus dem heimlichen Lehrplan des Medizinstudiums, in: Bollinger H, Brockhaus G, Hohl J, Schwaiger H: Medizinerwelten. Die Deformation des Arztes als berufliche Qualifikation. Zeitzeichen, München, S.47 (1981)

141. Schwartz C E, Downie S A, Fornari A B, Olson T R: Impact of cadaver dissection: working toward solutions. Anat.Sci.Educ., 1: 154-158 (2008)

142. Slotnick H B, Hilton S R: Proto-Professionalism and the Dissecting Laboratory Clin.Anat., 19: 429–436 (2006)

143. Snelling J, Sahai A, Ellis H: Attitudes of medical and dental students to dissection. Clin.Anat., 16: 165-172 (2003)

144. Stefenelli N, Kugi A, Wintersperger U, Prokop E, Steininger P, Walch E: Effects of confrontation of medical students and hospital physicians with human cadavers. Pathologe, 14: 341-345 (1993)

145. Stepien K A, Baernstein A: Educating for empathy. A review. J.Gen.Intern.Med., 21: 524-530 (2006)

146. Swick H M: Medical professionalism and the clinical anatomist. Clin.Anat., 19: 393-402 (2006)

147. Turney B W: Anatomy in a modern medical curriculum. Ann.R.Coll.Surg.Engl., 89: 104-107 (2007)

148. Utting M, Willan P: What future for dissection in courses of human topographical anatomy in universities in the UK? Clin.Anat., 8: 414-417 (1995)

149. Vasan N S, DeFouw D O, Holland B K: Modified use of team-based learning for effective delivery of medical gross anatomy and embryology. Anat.Sci.Educ., 1: 3-9 (2008)

150. Verhoeven B H, Verwijnen G M, Scherpbier A J, van der Vleuten C P: Growth of medical knowledge. Med.Educ., 36: 711-717 (2002)

151. Warner J H, Rizzolo L J: Anatomical instruction and training for professionalism from the 19th to the 21st centuries. Clin.Anat., 19: 403-414 (2006)

152. Welsch U: Reform des Medizinstudiums – Anatomie in der Zange: Gefährdung von zwei Seiten. Dtsch.Arztebl., 97: A2090-2092 (2000)

153. Winkelmann A: Anatomical dissection as a teaching method in medical school: a review of the evidence. Med.Educ., 41: 15-22 (2007)

154. Winkelmann A, Hendrix S, Kiessling C: What do students actually do during a dissection course? First steps towards understanding a complex learning experience. Acad.Med., 82: 989-995 (2007)

155. Wolf-Heidegger G, Cetto A M: Die anatomische Sektion in bildlicher Darstellung. Karger, Basel, S.20 (1967)

156. Zachariae R, Pedersen C G, Jensen A B, Ehrnrooth E, Rossen P B, von der Maase H: Association of perceived physician communication style with patient satisfaction, distress, cancer-related self-efficacy, and perceived control over the disease. Br.J.Cancer, 88: 658-665 (2003)

157. Zhang L, Wang Y, Xiao M, Han Q, Ding J: An ethical solution to the challenges in teaching anatomy with dissection in the Chinese culture. Anat.Sci.Educ., 1: 56-59 (2008)

Anhang:

Items und Ladungen der Faktorenanalyse

Erster Abfragezeitpunkt – 5 Faktoren – Faktor 1

Items	Ladung
Die Abschaffung des PK würde die Qualität des Medizinstudiums herabsetzen.	0,708806028
Ich denke es ist hilfreich, theoretisch erworbenes Wissen aus Atlanten und Lehrbüchern im Gesamtkontext am Körperspender nachzuvollziehen.	0,628415228
Halten Sie jetzt den PK für einen wesentlichen Teil des Studiums?	0,612524518
Halten Sie jetzt die Inhalte des PK für zwingend notwendig im klinischen Studienabschnitt?	0,561369817
Halten Sie jetzt den PK für einen wesentlichen Bestandteil des vorklinischen Studienabschnitts?	0,551289219
Denken Sie, dass der PK Sie auf die ärztliche Vorprüfung vorbereiten wird?	0,530917196
Wenn ja, halten Sie gegebenenfalls diesen zusätzlichen Stressfaktor für gerechtfertigt in Anbetracht des Nutzens?	0,52551762
Halten Sie jetzt den PK für zwingend notwendig um Allgemeinmediziner sein zu können?	0,511116384
Der PK ist der wichtigste Kurs im Grundstudium.	0,507506062
Ich denke, dass durch das Lernen am Körperspender klinische Bezüge deutlicher werden als durch das Lernen an Modellen.	0,486543764
Hätte die praktische Anatomieausbildung ohne Körperspender-Präparation für Sie die gleiche Bedeutsamkeit?	-0,47758748
Halten Sie jetzt den PK für zwingend notwendig um Internist sein zu können?	0,476288823
Ich erwarte, dass Bereiche, die ich selbst präpariert habe mir besser im Gedächtnis bleiben werden.	0,474858357
Der PK ist eine einmalige Chance, den menschlichen Körper kennen zu lernen.	0,444921139
Denken Sie, dass das anatomische Fachwissen auch ohne die Präparation am Körperspender vermittelt werden kann?	-0,43266653
Ich freue mich darauf, zum ersten Mal einer praktischen Tätigkeit nachzugehen, die in engem Zusammenhang mit meiner späteren ärztlichen Tätigkeit steht.	0,430399732
Hilft Ihnen die Präparation am Körperspender, im Gegensatz zum Lernen am Modell, Ihre spätere ärztliche Rolle zu finden?	0,430114818
Ich erwarte, dass das Arbeiten am Körperspender mein bisheriges Verständnis von Topographien und Größenverhältnissen erheblich erweitert.	0,409531463
Crohnbach's alpha	0,74

PK=Präparierkurs

Erster Abfragezeitpunkt – 5 Faktoren – Faktor 2

Items	Ladung
Denken Sie, dass Sie Lernstrategien entwickeln werden, die für ihr Studium/später bedeutsam sind?	0,636956381

Denken Sie, dass der PK Ihnen selbstständiges Lernen vermitteln wird?	0,633199896
Denken Sie, dass der PK Ihnen vermitteln wird, über ihre eigenen Fähigkeiten und Kompetenzen zu reflektieren?	0,594631775
Denken Sie, dass der PK Ihnen vermitteln wird, professionell mit Stress umzugehen?	0,508897275
Denken Sie, dass der PK Ihnen vermitteln wird, dem Patienten gegenüber Empathie zu entwickeln?	0,483286693
Ich erwarte, dass sich im Laufe des PK ein starkes Gemeinschaftsgefühl entwickelt, da alle dasselbe große Ziel verfolgen.	0,457591038
Der Lernstress und das Arbeitspensum werden einen Vorgeschmack auf die spätere ärztliche Tätigkeit vermitteln und lehren, damit umzugehen.	0,448051839
Durch den PK werde ich lernen, auch bei starker psychischer und physischer Belastung konzentriert und leistungsfähig zu bleiben.	0,442794553
Ich vermute, dass sich die Teamfähigkeit der PK-Teilnehmer verbessern wird.	0,406858296
Crohnbach's alpha	0,78

PK=Präparierkurs

Erster Abfragezeitpunkt – 5 Faktoren – Faktor 3

Items	Ladungen
Ich erwarte, dass sich in jeder Gruppe eine oder mehrere Personen herauskristallisieren werden, die eine Sprecherfunktion und Verantwortung für andere übernehmen werden.	0,562090256
Ich erwarte, dass sich an den einzelnen Tischen eine deutliche Gruppenstruktur mit einer erkennbaren Rollenverteilung entwickeln wird.	0,54990272
Ich erwarte, dass der PK mein Zeitmanagement und meine Selbstorganisation verbessert.	0,536286533
Ich erwarte, dass sich meine Selbstdisziplin verbessert.	0,504349389
Wenn ich den PK bestehe, wird es mein Vertrauen in meine Selbstwirksamkeit erhöhen.	0,406987869
Crohnbach's alpha	0,71

PK=Präparierkurs

Erster Abfragezeitpunkt – 5 Faktoren – Faktor 4

Items	Ladung
Ich erwarte, dass der Dozent neben dem Vermitteln von Fachwissen auch Vorbild und Ansprechpartner für den Umgang mit der ungewohnten Situation ist.	0,57160625
Ich erwarte, dass mir vom Dozenten am Tisch viel Fachwissen vermittelt wird.	0,51124826
Ich erwarte, dass der Dozent das praktische Arbeiten genau erklärt und betreut.	0,49355033
Crohnbach's alpha	0,67

PK=Präparierkurs

Erster Abfragezeitpunkt - 5 Faktoren – Faktor 5

Items	Ladung
Denken sie, dass die Konfrontation mit dem Körperspender eher zur Auseinandersetzung mit Tod und Sterben motiviert als das Lernen an Modellen?	0,629384634
Denken Sie, dass die Konfrontation mit dem Körperspender eher zu einem Gespräch mit Kommilitonen zum Thema Tod und Sterben motiviert als das Lernen an Modellen?	0,511793023
Crohnbach's alpha	0,78

PK=Präparierkurs

Erster Abfragezeitpunkt – 3 Faktoren – Faktor 1

Items	Ladung
Die Abschaffung des PK würde die Qualität des Medizinstudiums herabsetzen.	0,708806028
Ich denke es ist hilfreich, theoretisch erworbenes Wissen aus Atlanten und Lehrbüchern im Gesamtkontext am Körperspender nachzuvollziehen	0,628415228
Halten Sie jetzt den PK für wesentlichen Teil des Studiums?	0,612524518
Halten Sie jetzt die Inhalte des PK für zwingend notwendig im klinischen Studienabschnitt?	0,56136981
Halten Sie jetzt den PK für einen wesentlichen Bestandteil des vorklinischen Studienabschnitts?	0,551289219
Denken Sie, dass der PK Sie auf M1 vorbereiten wird?	0,530917196
Wenn ja, halten Sie gegebenenfalls diesen zusätzlichen Stressfaktor für gerechtfertigt in Anbetracht des Nutzens?	0,52551762
Halten Sie jetzt den PK für zwingend notwendig um Allgemeinmediziner sein zu können?	0,511116384
Der PK ist der wichtigste Kurs im Grundstudium.	0,507506062
Ich denke, dass durch das Lernen am Körperspender klinische Bezüge deutlicher werden als durch das Lernen an Modellen.	0,486543764
Hätte die praktische Anatomieausbildung ohne Körperspender-Präparation für Sie die gleiche Bedeutsamkeit?	-0,47758748
Halten Sie jetzt den PK für zwingend notwendig um Internist sein zu können?	0,476288823
Ich erwarte, dass Bereiche, die ich selbst präpariert habe mir besser im Gedächtnis bleiben werden.	0,474858357
Der PK ist eine einmalige Chance, den menschlichen Körper kennen zu lernen.	0,444921139
Denken Sie, dass das anatomische Fachwissen auch ohne die Präparation am Körperspender vermittelt werden kann?	-0,43266653
Ich freue mich darauf, zum ersten Mal einer praktischen Tätigkeit nachzugehen, die in engem Zusammenhang mit meiner späteren ärztlichen Tätigkeit steht.	0,430399732
Hilft Ihnen die Präparation am Körperspender, im Gegensatz zum Lernen am Modell, Ihre spätere ärztliche Rolle zu finden?	0,430114818
Ich erwarte, dass das Arbeiten am Körperspender mein bisheriges Verständnis von Topographien und Größenverhältnissen erheblich erweitert.	0,409531463
Crohnbach's alpha	0,74

PK=Präparierkurs

Erster Abfragezeitpunkt – 3 Faktoren – Faktor 2

Items	Ladung
Ich erwarte, dass der PK mein Zeitmanagement und meine Selbstorganisation verbessert.	0,66173857
Ich erwarte, dass sich meine Selbstdisziplin verbessert.	0,65394644
Ich erwarte, dass sich im Laufe des PK ein starkes Gemeinschaftsgefühl entwickelt, da alle dasselbe große Ziel verfolgen.	0,56923744
Durch den PK werde ich lernen, auch bei starker psychischer und physischer Belastung konzentriert und leistungsfähig zu bleiben.	0,49781348
Wenn ich den PK bestehe wird es mein Vertrauen in meine Selbstwirksamkeit erhöhen.	0,45855963
Ich vermute, dass sich die Teamfähigkeit der PK-Teilnehmer verbessern wird.	0,45469892
Der Lernstress und das Arbeitspensum werden einen Vorgeschmack auf die spätere ärztliche Tätigkeit vermitteln und lehren damit umzugehen.	0,45333237
Ich erwarte, dass sich in jeder Gruppe eine oder mehrere Personen herauskristallisieren werden, die eine Art Sprecherfunktion und Verantwortung für andere übernehmen wer-	0,4217771
Ich erwarte, dass sich an den einzelnen Tischen eine deutliche Gruppenstruktur mit einer erkennbaren Rollenverteilung entwickeln wird.	0,40079648
Crohnbach´s alpha	0,77

PK=Präparierkurs

Erster Abfragezeitpunkt – 3 Faktoren – Faktor 3

Items	Ladung
Denken Sie, dass Sie bei der Präparation am Körperspender immer den Menschen dahinter vor Augen haben werden?	0,47474718
Ich erwarte, dass der Dozent neben dem Vermitteln von Fachwissen auch Vorbild und Ansprechpartner für den Umgang mit der ungewohnten Situation ist.	0,46817193
Denken Sie, dass die Konfrontation mit dem Körperspender eher zu einem Gespräch mit Kommilitonen zum Thema Tod und Sterben motiviert als das Lernen an Modellen?	0,44140621
Denken sie, dass die Konfrontation mit dem Körperspender eher zur Auseinandersetzung mit Tod und Sterben motiviert als das Lernen an Modellen?	0,41577661
Denken Sie, dass der PK Ihnen vermitteln wird, dem Patienten gegenüber Empathie zu entwickeln?	0,40143465
Crohnbach´s alpha	0,57

PK=Präparierkurs

Zweiter Abfragezeitpunkt - 5 Faktoren - Faktor 1

Items	Ladung

Die Abschaffung des PK würde die Qualität des Medizinstudiums herabsetzen.	0,70732729
Ich denke es ist hilfreich, theoretisch erworbenes Wissen aus Atlanten und Lehrbüchern im Gesamtkontext am Körperspender nach zu vollziehen.	0,69958839
Ich denke dass das Arbeiten am Körperspender mein Verständnis von Topographien und Größenverhältnissen erheblich erweitert hat.	0,58137984
Der PK ist eine einmalige Chance, den menschlichen Körper besser kennen zu lernen.	0,54424983
Ich mache die Erfahrung, dass Bereiche die ich selber präpariert habe, mir besser im Gedächtnis bleiben.	0,53726981
Der PK ist der wichtigste Kurs im Grundstudium.	0,53498024
Kann das anatomische Fachwissen auch ohne die Präparation am Körperspender vermittelt werden?	-0,52860696
Wenn ja, halten Sie ggf. diesen zusätzlichen Stressfaktor für gerechtfertigt in Anbetracht des Nutzens?	0,51639396
Denken Sie, dass der PK Sie auf den ersten Teil der ärztlichen Prüfung vorbereiten wird?	0,50441063
Ich erwarte, das am Körperspender erworbene Wissen auf den lebenden Menschen übertragen können.	0,46533802
Ich denke, dass ich trotz des zu lernenden anatomischen Detailwissens den Überblick nicht verlieren werde.	0,42082226
Crohnbach's alpha	0,73

PK=Präparierkurs

Zweiter Abfragezeitpunkt - 5 Faktoren - Faktor 2

Items	Ladung
Ich denke, dass der PK mein Zeitmanagement und meine Selbstorganisation verbessert.	0,69649116
Ich denke, dass sich meine Selbstdisziplin verbessert.	0,67352275
Der Lernstress und das Arbeitspensum vermitteln mir einen Vorgeschmack auf die spätere ärztliche Tätigkeit und lehren, wie man solche Belastungen bewältigt.	0,62172383
Durch den PK lerne ich, auch bei starker psychischer und physischer Belastung konzentriert und leistungsfähig zu bleiben.	0,60761715
Meine Fähigkeit eigene Bedürfnisse aufzuschieben, ohne dadurch unzufrieden oder niedergeschlagen zu werden hat sich erhöht.	0,56293213
Denken Sie dass Sie im bisherigen Verlauf Lernstrategien entwickelt haben?	0,55888212
Wenn ich den PK bestehe, wird es mein Vertrauen in meine Selbstwirksamkeit erhöhen.	0,53012901
Denken Sie, dass der PK Ihnen im bisherigen Verlauf vermittelt hat professionell mit Stress umzugehen?	0,44746755
Denken Sie, dass der PK Ihnen im bisherigen Verlauf selbstständiges Lernen vermittelt	0,41192334
Crohnbach's alpha	0,79

PK=Präparierkurs

Zweiter Abfragezeitpunkt - 5 Faktoren - Faktor 3

Items	Ladung

Ich beobachte, dass sich die Teamfähigkeit der PK-Teilnehmer verbessert.	0,68136636
Ich bemerke, dass sich im Laufe des PK ein starkes Gemeinschaftsgefühl entwickelt, da alle das selbe große Ziel verfolgen.	0,59839702
Unsere Gruppenkonstellation und -dynamik empfinde ich als sehr angenehm.	0,50567151
Ich komme mit allen Personen aus der Gruppe gut zu recht und habe neue Freundschaften geknüpft.	0,45904223
Ich war und bin auf die Unterstützung meiner Kommilitonen angewiesen.	0,44277315
Crohnbach's alpha	0,73

PK=Präparierkurs

Zweiter Abfragezeitpunkt - 5 Faktoren - Faktor 4

Items	Ladung
Denken Sie, dass die Konfrontation mit dem Körperspender eher zu einem Gespräch mit ihren Kommilitonen zum Thema Tod und Sterben anregt als das Lernen am Modell?	0,5742796
Denken Sie, dass Sie bei der Präparation am Körperspender immer den Menschen dahinter vor Augen haben?	0,54963668
Ich bin davon überzeugt, dass der PK meine Einstellung zu meiner eigenen Sterblichkeit verändert hat.	0,54472562
Denken Sie, dass die Konfrontation mit dem Körperspender eher zur gedanklichen Auseinandersetzung mit dem Thema Tod und Sterben motiviert als das Lernen am Modell?	0,54291025
Crohnbach's alpha	0,73

PK=Präparierkurs

Zweiter Abfragezeitpunkt - 5 Faktoren - Faktor 5

Items	Ladung
Der Dozent betreut und erklärt das praktische Arbeiten genau.	0,85341032
Vom Dozenten am Tisch wird viel Fachwissen vermittelt.	0,78352034
Ich denke dass der Dozent neben dem Vermitteln von Fachwissen auch Vorbild und Ansprechpartner für den Umgang mit der ungewohnten Situation ist.	0,62854163
Crohnbach's alpha	0,68

PK=Präparierkurs

Zweiter Abfragezeitpunkt - 4 Faktoren – Faktor 1

Items	Ladung
Die Abschaffung des PK würde die Qualität des Medizinstudiums herabsetzen.	0,72057391

Items	Ladung
Ich denke es ist hilfreich, theoretisch erworbenes Wissen aus Atlanten und Lehrbüchern im Gesamtkontext am Körperspender nach zu vollziehen.	0,69139217
Ich denke, dass das Arbeiten am Körperspender mein Verständnis von Topographien und Größenverhältnissen erheblich erweitert hat.	0,56929359
Der PK ist eine einmalige Chance, den menschlichen Körper besser kennen zu lernen.	0,54647471
Der PK ist der wichtigste Kurs im Grundstudium.	0,52988733
Denken Sie, dass der PK Sie auf den ersten Teil der ärztlichen Prüfung vorbereiten wird?	0,52279842
Wenn ja, halten Sie ggf. diesen zusätzlichen Stressfaktor für gerechtfertigt in Anbetracht des Nutzens?	0,52082649
Ich mache die Erfahrung, dass Bereiche die ich selber präpariert habe, mir besser im Gedächtnis bleiben.	0,51851383
Kann das anatomische Fachwissen auch ohne die Präparation am Körperspender vermittelt werden?	-0,518082
Ich erwarte, das am Körperspender erworbene Wissen auf den lebenden Menschen übertragen zu können.	0,4665523
Ich denke, dass ich trotz des zu lernenden anatomischen Detailwissens den Überblick nicht verlieren werde.	0,40579299
Crohnbach's alpha	0,73

PK=Präparierkurs

Zweiter Abfragezeitpunkt - 4 Faktoren - Faktor 2

Items	Ladung
Ich denke, dass der PK mein Zeitmanagement und meine Selbstorganisation verbessert.	0,697893317
Ich denke, dass sich meine Selbstdisziplin verbessert.	0,692791062
Der Lernstress und das Arbeitspensum vermitteln mir einen Vorgeschmack auf die spätere ärztliche Tätigkeit und lehren, wie man solche Belastungen bewältigt.	0,59238854
Durch den PK lerne ich, auch bei starker psychischer und physischer Belastung konzentriert und leistungsfähig zu bleiben.	0,57619206
Denken Sie dass Sie im bisherigen Verlauf Lernstrategien entwickelt haben?	0,567975135
Meine Fähigkeit eigene Bedürfnisse aufzuschieben, ohne dadurch unzufrieden oder niedergeschlagen zu werden hat sich erhöht.	0,54672740
Wenn ich den PK bestehe, wird es mein Vertrauen in meine Selbstwirksamkeit erhöhen	0,519752183
Denken Sie, dass der PK Ihnen im bisherigen Verlauf vermittelt hat professionell mit Stress umzugehen?	0,45532960
Denken Sie, dass der PK Ihnen im bisherigen Verlauf selbstständiges Lernen vermittelt	0,451811809
Crohnbach's alpha	0,79

PK=Präparierkurs

Zweiter Abfragezeitpunkt - 4 Faktoren - Faktor 3

Items	Ladung
Ich beobachte, dass sich die Teamfähigkeit der PK-Teilnehmer verbessert.	0,68307902

Ich bemerke, dass sich im Laufe des PK ein starkes Gemeinschaftsgefühl entwickelt, da alle dasselbe große Ziel verfolgen.	0,60724219
Denken Sie, dass die Konfrontation mit dem Körperspender eher zu einem Gespräch mit ihren Kommilitonen zum Thema Tod und Sterben anregt als das Lernen am Modell?	0,50184923
Ich war und bin auf die Unterstützung meiner Kommilitonen angewiesen.	0,43927781
Ich glaube nicht, dass Teamfähigkeit notwendig ist, um eine effektive Lernsituation im PK zu schaffen.	-0,41048567
Crohnbach´s alpha	0,63

PK=Präparierkurs

Zweiter Abfragezeitpunkt - 4 Faktoren - Faktor 4

Items	Ladung
Der Dozent betreut und erklärt das praktische Arbeiten genau.	0,78897047
Vom Dozenten am Tisch wird viel Fachwissen vermittelt.	0,75561258
Ich denke dass der Dozent neben dem Vermitteln von Fachwissen auch Vorbild und Ansprechpartner für den Umgang mit der ungewohnten Situation ist.	0,63226676
Denken Sie, dass Sie bei der Präparation am Körperspender immer den Menschen dahinter vor Augen haben?	0,43089406
Crohnbach´s alpha	0,73

PK=Präparierkurs

Dritter Abfragezeitpunkt – 5 Faktoren – Faktor 1

Items	Ladung
Halten Sie jetzt den PK für einen wesentlichen Bestandteil des vorklinischen Studienabschnitts?	0,81086128
Halten Sie jetzt den PK für wesentlichen Teil des Studiums?	0,79720335
Halten Sie jetzt den PK für zwingend notwendig um Chirurg sein zu können?	0,77106521
Halten Sie jetzt den PK für zwingend notwendig um Allgemeinmediziner sein zu können?	0,76700321
Halten Sie jetzt den PK für zwingend notwendig um Internist sein zu können?	0,73733358
Halten Sie jetzt die Inhalte des PK für zwingend notwendig im klinischen Studienab-	0,72867676
Denken Sie, dass der PK Sie auf M1 vorbereiten wird?	0,69839761
Die Abschaffung des PK würde die Qualität des Medizinstudiums herabsetzen.	0,64534889
Der PK ist eine einmalige Chance, den menschlichen Körper kennen zu lernen.	0,60861619
Ich denke, dass durch das Lernen am Körperspender klinische Bezüge deutlicher werden als durch das Lernen an Modellen.	0,59674723
Wer Arzt werden will, muss sich durch den PK kämpfen.	0,56015854
Hätte die praktische Anatomieausbildung ohne Körperspender-Präparation für Sie die gleiche Bedeutsamkeit?	-0,52164866
Der PK ist der wichtigste Kurs im Grundstudium.	0,50168455
Kann das anatomische Fachwissen auch ohne die Präparation am Körperspender vermittelt werden?	-0,47507689

Items	Ladung
Hilft Ihnen die Präparation am Körperspender, im Gegensatz zum Lernen am Modell, Ihre spätere ärztliche Rolle zu finden?	0,45101302
Wenn ja, halten Sie ggf. diesen zusätzlichen Stressfaktor für gerechtfertigt in Anbetracht des Nutzens?	0,43279794
Crohnbach´s alpha	0,76

PK=Präparierkurs

Dritter Abfragezeitpunkt – 5 Faktoren – Faktor 2

Items	Ladung
Ich denke, dass der PK mein Zeitmanagement und meine Selbstorganisation verbessert	0,77893401
Durch den PK lernte ich, auch bei starker psychischer/physischer Belastung konzentriert und leistungsfähig zu bleiben.	0,74074057
Ich denke, dass sich meine Selbstdisziplin verbessert hat.	0,72761743
Denken Sie, dass der PK Ihnen selbstständiges Lernen vermittelt hat?	0,72758479
Denken Sie, dass Sie Lernstrategien entwickelt haben, die für ihr Studium/später bedeutsam sind?	0,64469092
Ich denke, dass ich trotz des zu lernenden anatomischen Detailwissens den Überblick nicht verloren habe.	0,57858983
Denken Sie, dass der PK Ihnen vermittelt hat, professionell mit Stress umzugehen?	0,50947582
Denken Sie, dass der PK Ihnen vermittelt hat, über ihre eigenen Fähigkeiten/Kompetenzen zu reflektieren?	0,50303447
Ich erwarte, das am Körperspender erworbene Wissen auf den lebenden Menschen übertragen zu können.	0,46332876
Der Lernstress und das Arbeitspensum vermittelten einen Vorgeschmack auf die spätere ärztliche Tätigkeit und lehrten damit umzugehen.	0,44611234
Crohnbach´s alpha	0,81

PK=Präparierkurs

Dritter Abfragezeitpunkt – 5 Faktoren – Faktor 3

Items	Ladung
Ich bin davon überzeugt, dass der PK meine Einstellung zu meiner eigenen Sterblichkeit verändert hat.	0,67187515
Denken Sie, dass die Konfrontation mit dem Körperspender eher zu einem Gespräch mit Kommilitonen zum Thema Tod und Sterben motivierte als das Lernen an Modellen.	0,62807013
Denken sie, dass die Konfrontation mit dem Körperspender eher zur Auseinandersetzung mit Tod und Sterben motivierte als das Lernen an Modellen?	0,59228465
Denken Sie, dass Sie bei der Präparation am Körperspender immer den Menschen dahinter vor Augen hatten?	0,52957733
Werden die Erfahrungen, die sie im PK machen werden, einen bedeutsamen Einfluss auf Ihre persönliche Entwicklung nehmen?	0,43123596
Wird der PK in Ihrem Leben ein einschneidendes Erlebnis darstellen?	0,42772239

Crohnbach´s alpha	0,74

PK=Präparierkurs

Dritter Abfragezeitpunkt – 5 Faktoren – Faktor 4

Items	Ladung
Ich beobachtete, dass sich die Teamfähigkeit der PK-Teilnehmer verbessert hat.	0,68334018
Ich bemerkte, dass sich im Laufe des PK ein starkes Gemeinschaftsgefühl entwickelte, da alle dasselbe große Ziel verfolgen.	0,62860686
Ich war auf die Unterstützung meiner Kommilitonen angewiesen.	0,54199456
Ich kam mit allen Personen aus der Gruppe gut zurecht und konnte neue Freundschaften knüpfen.	0,48948226
Im Verlauf des PK hat sich an den einzelnen Tischen eine deutliche Gruppenstruktur mit einer erkennbaren Rollenverteilung entwickelt.	0,45528572
Crohnbach´s alpha	0,72

PK=Präparierkurs

Dritter Abfragezeitpunkt – 5 Faktoren – Faktor 5

Items	Ladung
Ich denke, dass der PK Zynismus und Distanz gegenüber dem Körperspender fördert?	-0,57877341
Denken Sie, dass der PK Ihnen vermittelt hat, dem Patienten gegenüber Empathie zu entwickeln?	0,45091721
Crohnbach´s alpha	0,62

PK=Präparierkurs

Dritter Abfragezeitpunkt – 4 Faktoren – Faktor 1

Items	Ladung
Die Abschaffung des PK würde die Qualität des Medizinstudiums herabsetzen.	0,70032105
Ich denke es ist hilfreich, theoretisch erworbenes Wissen aus Atlanten und Lehrbüchern im Gesamtkontext am Körperspender nachzuvollziehen.	0,62743134
Halten Sie jetzt den PK für wesentlichen Teil des Studiums?	0,60045552
Halten Sie jetzt die Inhalte des PK für zwingend notwendig im klinischen Studienabschnitt?	0,58279962
Halten Sie jetzt den PK für einen wesentlichen Bestandteil des vorklinischen Studienabschnitts?	0,57356753
Denken Sie, dass der PK Sie auf M1 vorbereiten wird?	0,55656363

Wenn ja, halten Sie gegebenenfalls diesen zusätzlichen Stressfaktor für gerechtfertigt in Anbetracht des Nutzen?	0,5375004
Halten Sie jetzt den PK für zwingend notwendig um Allgemeinmediziner sein zu können?	0,51189747
Der PK ist der wichtigste Kurs im Grundstudium.	0,50698978
Ich denke, dass durch das Lernen am Körperspender klinische Bezüge deutlicher werden als durch das Lernen an Modellen.	-0,49771295
Hätte die praktische Anatomieausbildung ohne Körperspender-Präparation für Sie die gleiche Bedeutsamkeit?	0,48490491
Halten Sie jetzt den PK für zwingend notwendig um Internist sein zu können?	0,47818327
Ich erwarte, dass Bereiche, die ich selbst präpariert habe mir besser im Gedächtnis bleiben werden.	0,46228363
Der PK ist eine einmalige Chance, den menschlichen Körper kennen zu lernen.	-0,44547845
Kann das anatomische Fachwissen auch ohne die Präparation am Körperspender vermittelt werden?	0,44399136
Ich freue mich darauf, zum ersten Mal einer praktischen Tätigkeit nachzugehen, die in engem Zusammenhang mit meiner späteren ärztlichen Tätigkeit steht.	0,44188562
Hilft Ihnen die Präparation am Körperspender, im Gegensatz zum Lernen am Modell, Ihre spätere ärztliche Rolle zu finden?	0,41497035
Ich erwarte, dass das Arbeiten am Körperspender mein bisheriges Verständnis von Topographien und Größenverhältnissen erheblich erweitert.	0,41382985
Crohnbach´s alpha	0,78

PK=Präparierkurs

Dritter Abfragezeitpunkt - 4 Faktoren - Faktor 2

Items	Ladung
Ich denke, dass der PK mein Zeitmanagement und meine Selbstorganisation verbessert	0,77539657
Durch den PK lernte ich, auch bei starker psychischer und physischer Belastung konzentriert und leistungsfähig zu bleiben.	0,73940983
Denken Sie, dass der PK Ihnen selbstständiges Lernen vermittelt hat?	0,72289597
Ich denke, dass sich meine Selbstdisziplin verbessert hat.	0,71845048
Denken Sie, dass Sie Lernstrategien entwickelt haben, die für ihr Studium/später bedeutsam sind?	0,64284956
Ich denke, dass ich trotz des zu lernenden anatomischen Detailwissens den Überblick nicht verloren habe.	0,56844678
Denken Sie, dass der PK Ihnen vermittelt hat, professionell mit Stress umzugehen?	0,50686839
Denken Sie, dass der PK Ihnen vermittelt hat, über ihre eigenen Fähigkeiten/Kompetenzen zu reflektieren?	0,49524251
Ich erwarte, das am Körperspender erworbene Wissen auf den lebenden Menschen übertragen zu können.	0,46671677
Der Lernstress und das Arbeitspensum vermittelten einen Vorgeschmack auf die spätere ärztliche Tätigkeit und lehrten damit umzugehen.	0,45334666
Crohnbach´s alpha	0,81

PK=Präparierkurs

Dritter Abfragezeitpunkt – 4 Faktoren – Faktor 3

Items	Ladung
Ich bin davon überzeugt, dass der PK meine Einstellung zu meiner eigenen Sterblichkeit verändert hat.	0,6467682
Wird der PK in Ihrem Leben ein einschneidenes Erlebnis darstellen?	0,5486702
Werden die Erfahrungen, die sie im PK machen werden, einen bedeutsamen Einfluss auf Ihre persönliche Entwicklung nehmen?	0,52516695
Denken Sie, dass die Konfrontation mit dem Körperspender eher zu einem Gespräch mit Kommilitonen zum Thema Tod und Sterben motivierte als das Lernen an Modellen?	0,51182936
Denken sie, dass die Konfrontation mit dem Körperspender eher zur Auseinandersetzung mit Tod und Sterben motivierte als das Lernen an Modellen?	0,47565955
Ich bemerkte, dass sich im Laufe des PK ein starkes Gemeinschaftsgefühl entwickelte, da alle dasselbe große Ziel verfolgen.	0,47423851
Der PK ist eine große Hürde auf dem Weg zum Physikum.	0,45696129
Manche Studenten sagen, der PK sei die Hölle, zeige persönliche Grenzen auf, bringe aber menschlich weiter.	0,45293345
Ich war auf die Unterstützung meiner Kommilitonen angewiesen.	0,44916958
Crohnbach's alpha	0,76

PK=Präparierkurs

Dritter Abfragezeitpunkt – 4 Faktoren – Faktor 4

Items	Ladung
Ich beobachtete, dass sich die Teamfähigkeit der PK-Teilnehmer verbessert hat.	0,55541253
Ich denke, dass der PK Zynismus und Distanz gegenüber dem Körperspender fördert.	-0,54514971
Denken Sie, dass der PK Ihnen vermittelt hat, dem Patienten gegenüber Empathie zu entwickeln?	0,45564655
Ich kam mit allen Personen aus der Gruppe gut zurecht und konnte neue Freundschaften knüpfen.	0,4355613
Ich denke, dass der PK Empathie und Respekt gegenüber dem Körperspender fördert.	0,41082392
Crohnbach's alpha	0,58

PK=Präparierkurs

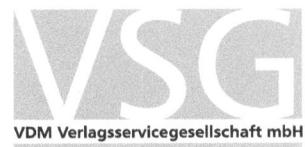

Die VDM Verlagsservicegesellschaft sucht für wissenschaftliche Verlage abgeschlossene und herausragende

Dissertationen, Habilitationen, Diplomarbeiten, Master Theses, Magisterarbeiten usw.

für die kostenlose Publikation als Fachbuch.

Sie verfügen über eine Arbeit, die hohen inhaltlichen und formalen Ansprüchen genügt, und haben Interesse an einer honorarvergüteten Publikation?

Dann senden Sie bitte erste Informationen über sich und Ihre Arbeit per Email an *info@vdm-vsg.de*.

Sie erhalten kurzfristig unser Feedback!

VDM Verlagsservicegesellschaft mbH
Dudweiler Landstr. 99　　　　　　　Telefon　+49 681 3720 174
D - 66123 Saarbrücken　　　　　　　Fax　　　+49 681 3720 1749
www.vdm-vsg.de

Die VDM Verlagsservicegesellschaft mbH vertritt

 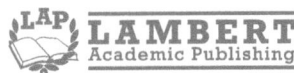 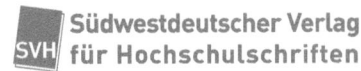

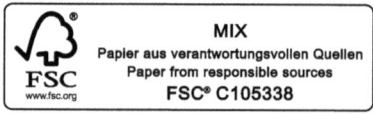

Printed by Books on Demand GmbH, Norderstedt / Germany